Ecobroncoscopia

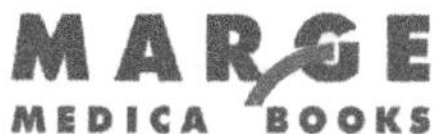

Ecobroncoscopia

Editor

Dr. Antoni Rosell

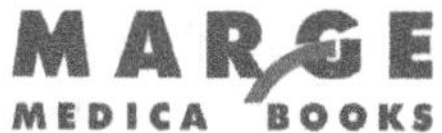

Ecobroncoscopia
Editor: Dr. Antoni Rosell
Editor invitado: Dr. Carlos Moreno Sanz
1.ª edición 2009
2.ª edición 2012

© de esta edición: ICG Marge, SL

Edita: Marge Médica Books - València, 558, ático 2.ª - 08026 Barcelona (España)
www.marge.es - Tel. +34-932 449 130 - Fax +34-932 310 865

Director editorial: Hèctor Soler
Gestión editorial: Ana Soto, Anna Palacios
Edición: Rosa Serra, David Soler
Compaginación: Mercedes Lara
Impresión: Impulso Global Solutions (Tres Cantos, Madrid)

ISBN: 978-84-15340-27-0
Depósito Legal: B-26.632-2012

Índice

Autores

Núria Baixeras
Médico Adjunto de Sección
    de Citopatología
Servicio de Anatomía Patológica
Hospital Universitari
    de Bellvitge
L'Hospitalet de Llobregat
Barcelona

Isabel Català
Jefe de Sección de Citopatología
Servicio de Anatomía Patológica
Hospital Universitari
    de Bellvitge
L'Hospitalet de Llobregat
Barcelona

Víctor Curull
Jefe de Sección de Unidad
    de Endoscopia Respiratoria
Servicio de Neumología
Hospital del Mar
Barcelona

Joan B. Gornals
Unidad Endoscopia Digestiva
Servicio Aparato Digestivo
Hospital Universitari
    de Bellvitge
L'Hospitalet de Llobregat
Barcelona
jgornals@bellvitgehospital.cat

Roger Llatjós
Médico Adjunto de Sección
    de Citopatología
Servicio de Anatomía
    Patológica
Hospital Universitari
    de Bellvitge
L'Hospitalet de Llobregat
Barcelona

Rosa López
Médico Adjunto de Servicio
    de Neumología
Hospital Universitari
    de Bellvitge
L'Hospitalet de Llobregat
Barcelona

Eduard Monsó
Jefe de Sección de Endoscopia
    Respiratoria
Servicio de Neumología
Hospital Universitari Germans
    Trias i Pujol
Barcelona
emonso.germanstrias@gencat.net

Susana Padrones
Médico Adjunto de Servicio
    de Neumología
Hospital Universitari
    de Bellvitge
L'Hospitalet de Llobregat
Barcelona

Julio Pérez
Coordinador Endoscopia
    Respiratoria
Servicio de Neumología
Hospital de Galdákano
Vizcaya
juliopil7@telefonica.net

Antoni Rosell
Jefe de Sección de Endoscopia
    Respiratoria
Servicio de Neumología
Hospital Universitari
    de Bellvitge
L'Hospitalet de Llobregat
Barcelona
arosell@bellvitgehospital.cat

Albert Sánchez
Médico Adjunto de Unidad
    de Endoscopia Respiratoria
Servicio de Neumología
Hospital del Mar
Barcelona
asanchezf@imas.imim.es

Erika Tavera
Residente de Servicio
    de Neumología
Hospital Universitari
    de Bellvitge
L'Hospitalet de Llobregat
Barcelona

Prólogo

La punción aspiración guiada por ultrasonografía endobronquial es una técnica de introducción reciente que
permite el abordaje de tumores y ganglios mediastínicos y
pulmonares. El hecho de que sea poco invasiva, y sin complicaciones clínicamente significativas, ha convertido esta
técnica en una herramienta atractiva en el diagnóstico y la
estadificación de la neoplasia broncopulmonar, campo en
el que se han focalizado la mayoría de estudios realizados
hasta el presente.

Las técnicas broncológicas son una herramienta esencial
en el manejo de la neoplasia broncopulmonar. La posibilidad de obtener muestras anatomopatológicas de los ganglios
paratraqueales por punción transbronquial incrementa la
certeza clínica clasificadora de la estadificación, fundamental en la indicación de tratamiento para el carcinoma pulmonar no microcítico. La punción transbronquial ciega se
ha usado para la identificación de la afectación ganglionar
mediastínica por neoplasia broncopulmonar en el último

cuarto de siglo y la mayoría de estudios realizados con ella han objetivado una sensibilidad superior al 50 %, con una especificidad cercana al 100 %. Esta punción, sin embargo, al realizarse sin control visual directo, tiene una sensibilidad baja en los tumores o ganglios de menos de 2 cm de diámetro, únicamente corregible con la realización de un examen citológico inmediato de la muestra obtenida y con un incremento del número de punciones cuando el resultado no sea significativo.

La ultrasonografía endoscópica bronquial facilita la obtención no invasiva de muestras anatomopatológicas de los tumores y ganglios mediastínicos, pudiendo ser radial o lineal. La imagen obtenida con el sistema radial muestra en el mismo plano las estructuras anatómicas peritraqueales y peribronquiales en un radio de 360 grados, visualizando la estructura de la pared bronquial y los ganglios mediastínicos. La realización de una ultrasonografía radial previa a la punción transtraqueal mejora la sensibilidad de la técnica, al permitir la visualización del ganglio al que se debe acceder. Esta ventaja se ha mostrado capaz de aumentar la sensibilidad del muestreo de los ganglios paratraqueales izquierdos y de la ventana aortopulmonar, pero no corrige la limitación de no permitir la realización de la punción bajo control visual directo.

La ultrasonografía endoscópica bronquial lineal permite visualizar una sección del mediastino paratraqueal y la punción transtraqueal bajo control visual en tiempo real, abriendo nuevas posibilidades de exploración no quirúrgica del mediastino. La imagen ultrasonográfica en sección obtenida con esta técnica muestra los ganglios linfáticos y, también, las masas mediastínicas, como una imagen ultrasonográfica de baja ecogenicidad bien definida, apareciendo los vasos sanguíneos como anecoicos. El ecobroncoscopio lineal permite la localización exacta de las masas y ganglios paratraqueales, la medición de su diámetro y la punción transtorácica bajo visión directa en todos los ganglios visualizados, independientemente de su tamaño. La sensibilidad de la punción transtraqueal con este método se ha mostrado superior al 85 %, con especificidad del 100 %, lo que sugiere que esta técnica puede ser de primera elección para la estadificación de la neoplasia broncopulmonar, al combinar una máxima especificidad con una sensibilidad muy elevada, no alcanzables con la utilización de tomografía axial computerizada y tomografía de emisión de positrones, y similares a las obtenidas con mediastinoscopia.

La punción transtraqueal guiada por ultrasonografía bronquial es también un instrumento diagnóstico en los pacientes con ocupación mediastínica por tumor o adenopatías, en ausencia de diagnóstico previo a la exploración. La técnica hace innecesaria la utilización de la mediastinoscopia para el diagnóstico en casi el 90 % de los casos, confirmando el elevado protagonismo de la misma en el campo de la endoscopia respiratoria diagnóstica, ante el paciente con ocupación mediastínica de causa desconocida.

Dr. Eduard Monsó
Jefe de Sección de Endoscopia Respiratoria
Servicio de Neumología
Hospital Universitari Germans Trias i Pujol
Barcelona

Ecobroncoscopia

Capítulo 1

Fundamentos de la ecografía y breve historia de la ecobroncoscopia

Antoni Rosell, Erika Tavera

1 Fundamentos de la ecografía

1.1 ¿Qué significa un ultrasonido?

La ecografía es una técnica de imagen que se basa en el análisis de los ultrasonidos y que permite visualizar las estructuras anatómicas internas. En física, el vocablo «ultrasonido» se refiere a toda la energía acústica por encima del límite de audición humana (20 kilohercios hasta 1 gigahercio). Las frecuencias más comúnmente empleadas en medicina se sitúan entre 1-30 MHz. Las sondas externas oscilan entre 2 y 12 MHz, mientras que las internas entre 5 MHz y 30 MHz.

1.2 Del sonido a la imagen

La creación de una imagen desde un sonido pasa por tres etapas: producción de una onda de sonido, recepción de los ecos y, por último, la interpretación de dichos ecos.

– *Generación de la onda de sonido:* se produce por un transductor piezoeléctrico cerámico emplazado en el extremo de una sonda, al que se somete a pulsos eléctricos. La onda de sonido es parcialmente reflejada por las capas entre tejidos, básicamente cuando hay cambios de densidad entre ellas. Algunas ondas reflejadas por los tejidos vuelven al transductor y pueden ser analizadas.

– *Recepción de los ecos:* el retorno de las ondas de sonido al transductor produce el efecto inverso, a saber, la vibración de dichas ondas es transformada en señales eléctricas, las cuales se procesan y se muestran en imágenes digitales.

– *Formación de la imagen:* el receptor debe determinar tres características de cada eco:

1. Tiempo transcurrido desde la emisión del sonido.
2. Cálculo de la longitud recorrida por el sonido.
3. Intensidad del eco.

Siempre que un sonido encuentra un material con distinta densidad (impedancia acústica), parte de la onda de sonido es reflejada en la sonda y es detectada como un eco. El tiempo que éste necesita para volver a la sonda se utiliza para calcular la profundidad de la interfase tisular causante del eco. A mayor deferencia entre impedancias, mayor eco. Si un pulso topa con gases o sólidos, la diferencia entre densidades es tan grande que la mayoría de la energía acústica se refleja y resulta imposible explorar más profundamente.

1.3   *Profundidad versus resolución*

La velocidad de penetración del sonido en los tejidos difiere según su composición y es constante para cada tejido. Dicha velocidad resulta del producto de la longitud de onda por la frecuencia y ésta depende del operador. Puesto que la velocidad se asume como constante, a mayor frecuencia, menor longitud de onda; y viceversa, si el operador utiliza sondas de menor frecuencia, luego se generarán ondas con menor longitud. A menor longitud de onda, mayor resolución espacial (véase la tabla 1).

	Frecuencia baja (ej.: 7,5-12 MHz)	**Frecuencia alta (ej.: 20-30 MHz)**
Profundidad de penetración	Alta (hasta 5-6 cm)	Baja (hasta 2-3 cm)
Resolución axial	Baja (hasta 0,25-0,40 mm)	Alta (hasta 0,10-0,15 mm)

Tabla 1. Relación entre profundidad y resolución en función del tipo de transductor utilizado.

1.4 *Modos de ecografía*

Existen cuatro maneras distintas de utilizar los ultrasonidos en la práctica médica:

- *Modo A:* es el más simple. Un único transductor escanea linealmente los tejidos, mostrándose en el monitor como una simple línea que indica profundidad.
- *Modo B:* un conjunto de transductores alineados escanean simultáneamente proporcionando una imagen en dos dimensiones (2-D).
- *Modo-M:* M se refiere a movimiento. Está constituido por una rápida secuencia de imágenes consecutivas en modo-B, lo que permite al operador observar y medir el movimiento de los órganos.
- *Modo* doppler: esta modalidad utiliza el efecto *doppler* para visualizar y medir el flujo sanguíneo. Calculando la frecuencia de cambio de un volumen determinado (de sangre, habitualmente), es posible determinar la velocidad y dirección del flujo en relación con el transductor. La información se muestra gráficamente empleando el *doppler* espectral o como una imagen, utilizando el *doppler* color *(doppler* direccional) o el *power-doppler (doppler* no direccional) (véase la figura 1).

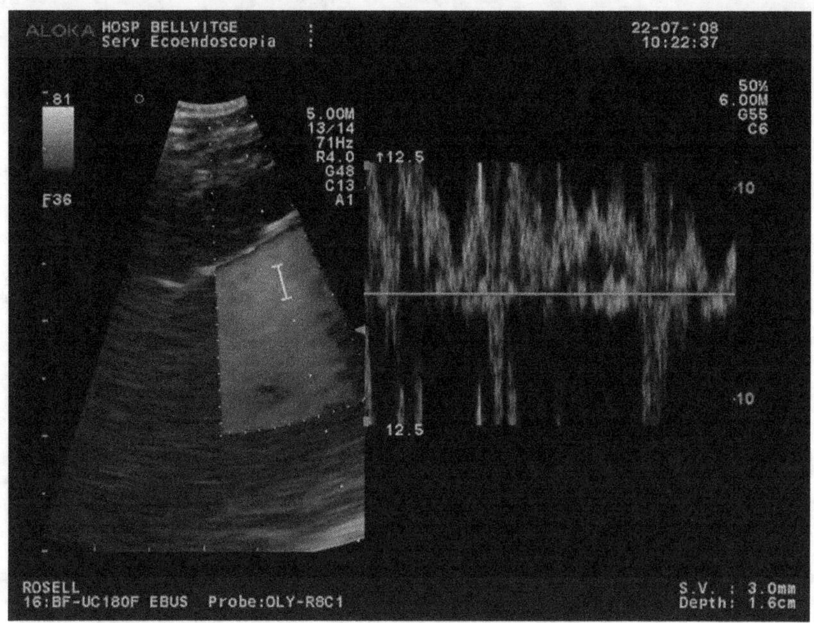

*Figura 1. Doppler color y modo M simultáneos durante una ecobroncoscopia
(ecógrafo Aloka Prosound Alpha 5).*

1.5　Clases de transductores

Si la sonda contiene un sólo transductor, éste puede generar
múltiples ecos en distintas direcciones cuando se desplaza
de forma longitudinal o bien radial. El desplazamiento precisa de un motor específico (escaneado mecánico). En cambio, si la sonda contiene múltiples transductores alineados,
éstos generan múltiples imágenes sin necesidad de moverse
(escaneado electrónico). Este último tipo de transductor es
necesariamente más voluminoso (véase la figura 2).

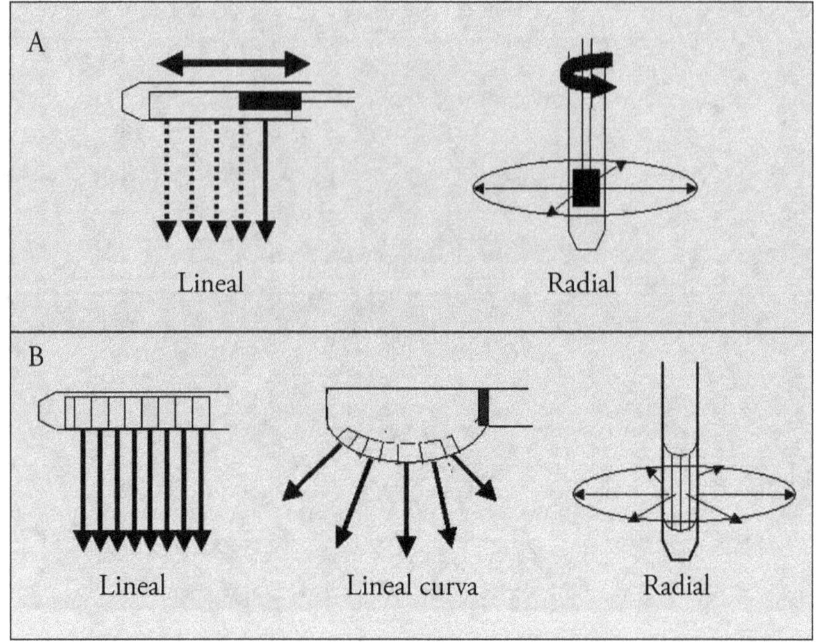

*Figura 2. Tipos de transductores. A) Escaneado mecánico
(1 solo transductor) en movimiento longitudinal o bien radial;
B) Escaneado electrónico (múltiples transductores) en posición lineal
o lineal curva, y también en posición radial.*

2 Breve historia de la ecobroncoscopia

Los ultrasonidos se aplicaron por primera vez en medicina gracias al doctor George Ludwig, del Naval Medical Research Institute en Bethesda, Maryland (EEUU) a finales de 1940, inspirándose en la tecnología militar de los radares. Fue el cardiólogo Inge Edler, junto con el físico nuclear Carl Hellmuth Hertz quienes en la Universidad de Lund (Suecia) pudieron visualizar la movilidad de las válvulas cardíacas, en 1953. El ginecólogo Ian Donald del Glasglow Royal Maternity Hospital, junto con el biofísico Tom Brown publicaron en *The Lancet*, en 1958, el artículo «Investigation of Abdominal Masses by Pulsed Ultrasound», probablemente el artículo de más relevancia en el campo del diagnóstico por la imagen. En 1962, Joseph Holmes, William Wright y Ralph Meyerdirk, tras dos años de trabajo, desarrollaron el primer transductor en modo-B en el seno de la Universidad de Colorado. Desde entonces, las aplicaciones en cardiología, ginecología, aparato digestivo y urología se extendieron rápidamente, incorporándose en los protocolos y algoritmos diagnósticos de muchas enfermedades.

Las primeras exploraciones ecográficas en endoscopia se iniciaron en el estudio de la patología digestiva a principios de los años ochenta.[1,2] No fue hasta 1990 cuando Hürter y Hanrath publicaron la primera ecobroncoscopia en una revista alemana,[3] y posteriormente, en 1992, en *Thorax*.[4] En ella describen la utilización de una sonda de ecografía endovascular a través del canal de trabajo de un broncoscopio en cien pacientes consecutivos, tanto para visualizar patología mediastínica como periférica (véase la figura 3). El transductor emitía en una frecuencia de 20 MHz obteniendo una imagen de 360° perpendicular al eje longitudinal del catéter. En 1994, Goldberg *et al.*[5] reportan en

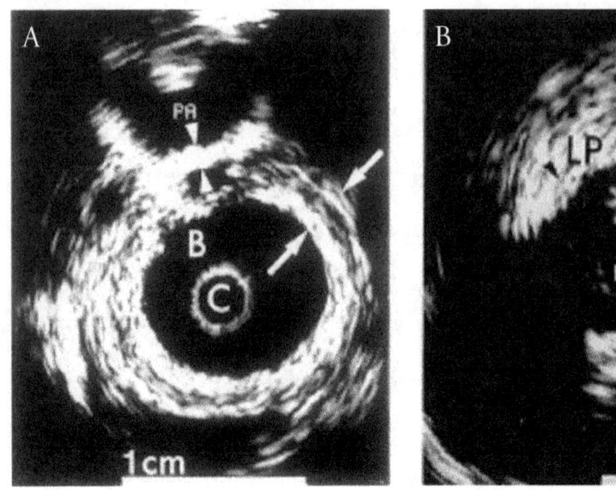
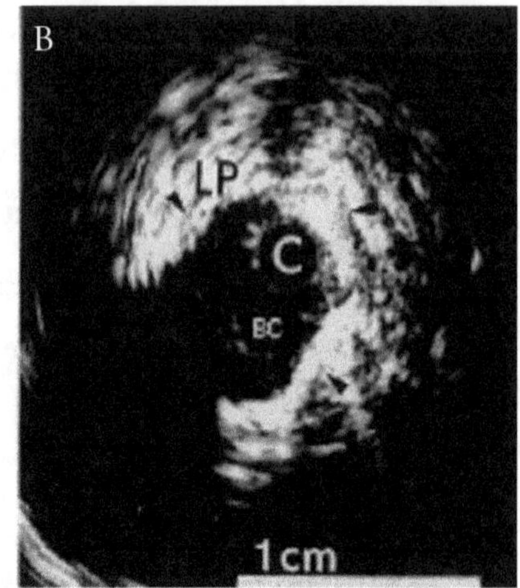

Figura 3. Primeras imágenes publicadas de una ecobroncoscopia en la exploración del mediastino (A) y de una lesión pulmonar periférica (B).[4]

una revista de radiología la primera serie norteamericana de pacientes en los que se utilizó una minisonda con un transductor radial para la exploración del mediastino en diecinueve pacientes y de lesiones periféricas en seis pacientes. El estudio estaba dirigido a comprobar qué estructuras anatómicas se identificaban y si la exploración ultrasonográfica aportaba beneficios en el momento de obtener muestra. En diecisiete pacientes (68 % de la muestra), la exploración ecográfica previa a la toma biópsica resultó beneficiosa. En 1996 Shanon y colaboradores[6] reportan su experiencia comparando la ecobroncoscopia radial con la punción transbronquial convencional en ochenta pacientes, sin obtener diferencias significativas. Ese mismo año, Olympus comercializa la primera minisonda con un transductor radial específico para broncoscopia, similar al de las exploraciones endovasculares empleado por Hürter y Hanrath. El grupo de la Thorax-klinik en Heidelberg, liderado por el doctor Becker, publica, en 2004, un estudio aleatorizado comparando la punción transbronquial convencional con la dirigida por ecobroncoscopia en un transductor radial, poniendo de manifiesto de forma irrefutable su mejor rentabilidad diagnóstica excepto para las adenopatías subcarinales.[7] Ese mismo año, Yasufuku *et al.*[8] comunican la primera experiencia con el nuevo ecobroncoscopio lineal de Olympus que permitía la punción en tiempo real, abriendo un nuevo campo en la broncoscopia diagnóstica. En nuestro país, Monsó, Andreo, Rosell *et al.*[9] publican, en 2007, la primera serie utilizando el ecobroncoscopio lineal.

Bibliografía

1. Strohm WD, Phillip J, Hagenmüller F *et al.* Ultrasonic tomography by means of an ultrasonic fiberendoscope. Endoscopy 1980; 12: 241-44.

2. DiMagno EP, Buxton JL, Regan PT *et al.* Ultrasonic endoscope. Lancet 1980; 1: 629-31.

3. Hürter T, Hanrath P. Endobronchial sonography in the diagnosis of pulmonary and mediastinal tumors. Dtsch Med Wochenschr 1990; 115: 1899-905.

4. Hürter T, Hanrath P. Endobronchial sonography: feasibility

and preliminary results. Thorax 1992; 47: 565-67.

5. Goldberg BB, Steiner RM, Liu JB *et al.* US-assisted bronchoscopy with use of miniature transducer-containing catheters. Radiology 199; 190: 233-37.

6. Shannon JJ, Bude RO, Orens JB *et al.* Endobronchial ultrasound-guided needle aspiration of mediastinal adenopathy. Am J Respir Crit Care Med 1996; 153: 1424-430.

7. Herth F, Becker HD, Ernst A. Conventional *versus* endobronchial ultrasound-guided trans-bronchial needle aspiration: a randomized trial. Chest 2004; 125: 322-25.

8. Yasufuku K, Chajed PN, Sekine Y *et al.* Endobronchial ultrasound using a new convex probe: a preliminary study on surgically resected specimens. Oncol Rep 2004; 11: 293-96.

9. Monsó E, Andreo F, Rosell A *et al.* Usefulness of endobronchial ultrasonography with real-time needle aspiration for lung cancer staging. Med Clin (Barc) 2007; 128: 481-85.

Capítulo 2

Métodos invasivos de estadificación mediastínica del cáncer de pulmón

Antoni Rosell, Susana Padrones

1 Introducción

Existen dos grandes tipos histológicos de neoplasia epitelial maligna de pulmón: el carcinoma pulmonar de célula pequeña (CPCP), cuya estadificación se reduce a enfermedad limitada al tórax o bien enfermedad extendida, y el carcinoma pulmonar de célula no pequeña, que requiere de la clasificación TNM (tumor/nodo ganglionar/metástasis) para determinar su extensión. Dicha clasificación consta de seis descriptores de T, cuatro de N y dos de M que, de forma combinada, agrupan a los pacientes en cuatro grandes estadios (I a IV). El CPCP se presenta habitualmente de forma extendida y su tratamiento se basa, fundamentalmente, en la quimioterapia. El tratamiento del CPCNP incluye cirugía o radioterapia con intención radical en sus estadios iniciales (I o II), la combinación de cirugía, quimioterapia y radioterapia en la enfermedad localmente avanzada (estadio III) y la poliquimioterapia o tratamiento paliativo en la enfermedad metastásica (estadio IV). Las estaciones ganglionares mediastínicas se clasifican de acuerdo con el consenso de la American Joint Committee on Cancer (AJCC) y de la Union Internationale Contre le Cancer (UICC) de 1996 (véase la figura 1).[1] La presencia de adenopatías mediastí

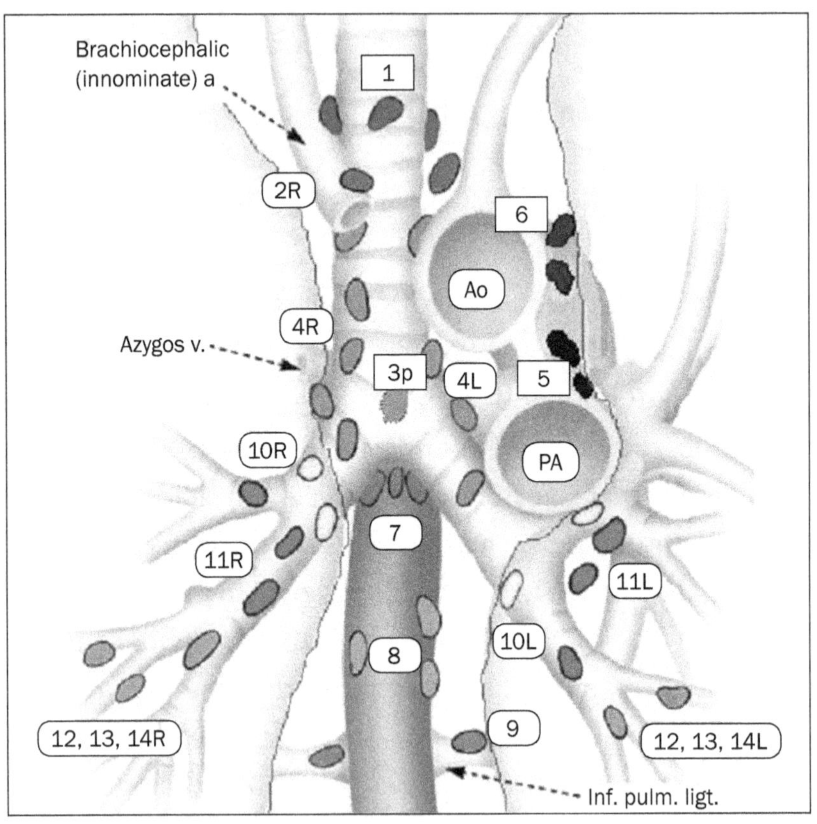

Ao: aorta; AP: arteria pulmonar; L: left (izquierda); R: right (derecha).

Figura 1. Mapa de las estaciones ganglionares adaptado de Mountain y Dresler.[1]

nicas contralaterales (N3) contraindica la cirugía, mientras que la detección de adenopatías mediastínicas ipsilaterales o subcarínicas (N2) obliga a un tratamiento de inducción quimioterápico antes de la cirugía y, en ocasiones, quimio-radioterápico posterior.[2] En el momento del diagnóstico, entre el 28 % y 37 % de los pacientes presentan metástasis ganglionares mediastínicas.[3,4] Su detección y confirmación requiere un abordaje multidisciplinar, combinando las exploraciones por imagen y aquellas técnicas que obtienen un diagnóstico citohistológico. La exploración quirúrgica del mediastino se considera método de referencia entre las distintas técnicas de estadificación ganglionar mediastínica. Sin embargo, la paulatina incorporación de nuevas técnicas endoscópicas no invasivas, como la punción bajo control ultrasonográfico, obliga a replantear los algoritmos actuales en la estadificación del cáncer de pulmón.

2   Estadificación mediastínica citohistológica

Distintas técnicas quirúrgicas, endoscópicas y de punción transtorácica permiten obtener una muestra citohistológica de las adenopatías mediastínicas e hiliares. Las técnicas quirúrgicas incluyen la mediastinoscopia cervical y la cervical extendida, la mediastinotomía anterior, la videotoracoscopia y las técnicas no convencionales como la VAMLA y TEMLA. Las técnicas endoscópicas obtienen muestra citológica por punción aspirativa con aguja fina (PAAF) ya sea por vía transesofágica, transtraqueal o transbronquial. La punción transesofágica se ha realizado siempre bajo control ultrasonográfico mientras que la punción transtraqueal o transbronquial, que se inició de forma ciega, sólo recientemente puede realizarse con control ecográfico. La punción transtorácica guiada por TC para la estadificación mediastínica resulta diferente de la utilizada para el diagnóstico de masa o nódulos periféricos. En la tabla 1 se exponen las técnicas que acceden a las distintas estaciones ganglionares.

2.1 Técnicas quirúrgicas

La exploración quirúrgica del mediastino se considera el método de referencia entre las distintas técnicas de estadificación ganglionar mediastínica del cáncer de pulmón.

2.1.1 Mediastinoscopia

La mediastinoscopia, técnica descrita por Carlens en 1959, permite la inspección y palpación del espacio mediastínico anterior y lateral a la tráquea, llegando a las estacio-

Estaciones ganglionares mediastínicas	Técnica diagnóstica		
	Ecoendoscopia		Mediasti-noscopia
	Trans-traqueal	Transe-sofágica	
Ganglios mediastínicos			
Ganglios mediastínicos superiores			
1 Mediastínicos altos (1R y 1L)	–	–	√
2 Paratraqueales altos (2R y 2L)	√	√ (L>R)	√
3 Prevasculares (3a) y retrotra-queales (3p)	√#	√#	√
4 Paratraqueales bajos (4R y 4L)	√	√ (L>R)	√
Ganglios aórticos			
5 Subaórticos (ventana aorto-pulmonar)	–	√	√*
6 Paraaórticos	–	–	√*
Ganglios mediastínicos inferiores			
7 Subcarinal	√	√	√
8 Paraesofágicos	–	√	–
9 Ligamento pulmonar	–	√	–
Ganglios intrapulmonares			
10 Hiliares (10R y 10L)	√	–	–
11 Interlobares (11R y 11L)	√	–	–
12 Lobares (12R y 12L)	–	–	–
13 Segmentarios (13R y 13L)	–	–	–
14 Subsegmentarios (14R y 14L)	–	–	–

AJCC: American Joint Committee on Cancer; UICC: Union Internationale Contre le Cancer.
L *(left:* izquierda), R *(right:* derecha).
Sólo 3p.
* Mediastinoscopia cervical extendida o mediastinotomía anterior.

Tabla 1. Clasificación ganglionar mediastínica de la AJCC-UICC (Mountain y Dresler)[1] y método diagnóstico adecuado.

nes mediastínica superior (1), las paratraqueales (2-4) y la subcarínica (7). Bajo anestesia general, el paciente se coloca en decúbito supino con el cuello en hiperextensión. A través de una incisión cervical transversa por encima del hueco supraesternal, se diseca, cuidadosamente, a lo largo de la línea media hasta llegar a la fascia pretraqueal, la cual se abre ampliamente. Con el dedo se diseca la zona pretraqueal para crear un espacio por el cual se introduce el mediastinoscopio de visión ocular directa o el video-mediastinoscopio, que permite visualizar la exploración

Exploración	Estaciones ganglionares	Sensibilidad %	Especificidad %
Mediastinoscopia cervical	1-4, 7	67-92	100
Mediastinoscopia cervical extendida	5, 6	45-51	100
Mediastinotomía anterior Izquierda Derecha	5, 6 2R, 4R 3a	63-86	100
Videotoracoscopia Izquierda Derecha	5-11 2R, 4R, 3, 7-11	n.e.	n.e.

3a: estación 3 anterior; 2R: estación 2 derecha; 2L: estación 2 izquierda; n.e.: no especificado.

Tabla 2. Rendimiento diagnóstico de las técnicas de estadificación quirúrgica del mediastino (adaptado de Toloza et al.).[5]

en un monitor y registrarla para ulterior revisión. La rigidez cervical, el aneurisma aórtico, los grandes bocios y los trastornos graves de la coagulación son contraindicaciones para la realización de una mediastinoscopia. La laringotomía total y traqueotomía son contraindicaciones relativas. Las estaciones ganglionares accesibles y el rendimiento de la técnica se detallan en la tabla 2.[5] Entre las complicaciones descritas de la mediastinoscopia están la hemorragia, la lesión del nervio recurrente y del nervio frénico, la lesión pulmonar y el neumotórax, la lesión traqueobronquial, la perforación esofágica, el quilotórax, la implantación tumoral, la infección de la herida y la mediastinitis. La mediastinoscopia es una técnica que presenta una baja morbilidad (3 %) y mortalidad (< 1/1.000). La remediastinoscopia está indicada en aquellos casos en los que se deba valorar la respuesta al tratamiento de inducción de quimio o quimioradioterapia.[6] Es técnicamente más complicada que la mediastinoscopia debido a la presencia de fibrosis cicatricial mediastínica.

2.1.2　*Mediastinoscopia cervical extendida*

La mediastinoscopia cervical extendida se realiza a través de la misma incisión que la mediastinoscopia cervical. Mediante palpación digital se diseca un espacio por encima del cayado de la aorta, entre la arteria innominada y la arteria carótida izquierda, por encima o por debajo de la vena innominada. A través de este espacio se introduce cuidadosamente el videomediastinoscopio por encima del cayado de la aorta para valorar las adenopatías subaórticas (estación 5) y periaórticas (estación 6).[7]

2.1.3   *Mediastinotomía anterior*

Esta técnica fue descrita por Chamberlain en 1965. Se realiza a través de una pequeña incisión transversa sobre el segundo o tercer cartílago costal, cerca de la articulación condroesternal. A través de la incisión se accede al mediastino. Con esta técnica se puede valorar, en el lado izquierdo, la afectación de adenopatías subaórticas (estación 5), periaórticas (estación 6) y prevasculares (estación 6), así como la presencia de tumores con afectación de la ventana aortopulmonar. En el lado derecho pueden valorarse las adenopatías prevasculares anteriores (estación 3a).

La mediastinotomía puede realizarse de forma simultánea a la mediastinoscopia, así como asociarle otros procedimientos como la hilioscopia, pericardioscopia, pleuroscopia o una biopsia pulmonar. La mediastinotomía presenta un 3 % de morbilidad, principalmente infecciones de la herida quirúrgica, neumotórax y excepcionalmente parálisis del nervio recurrente. Hasta la fecha no se ha publicado ninguna muerte relacionada con este procedimiento.

2.1.4   Videotoracoscopia

La videotoracoscopia se realiza bajo anestesia general y ventilación pulmonar selectiva. Se precisan tres accesos de 1 cm cada uno para la introducción de la óptica y el instrumental. Esta técnica está indicada para valorar la infiltración mediastínica tumoral (T4). También puede utilizarse en pacientes que presentan un derrame pleural o nódulos pulmonares periféricos sin diagnóstico tras los procedimientos habituales. Son accesibles a la exploración videotoracoscópica: las estaciones ganglionares subaórtica (5), preaórtica (6), paratraqueal derecha baja (4R), subcarínicas (7), periesofágicas (8) y las del ligamento pulmonar inferior (9). Algunos autores realizan una disección ganglionar sistemática por videotoracoscopia en pacientes afectos de un CBNM estadio IA con resultados similares a los que se obtienen por toracotomía.[8] Esta técnica está contraindicada cuando existen adherencias pleurales extensas y en pacientes que no toleran la ventilación unipulmonar. La videotoracoscopia presenta entre un 5 a un 10 % de complicaciones y una mortalidad < 1 %. Las complicaciones más frecuentes son: fugas aéreas persistentes, enfisema subcutáneo, hemotórax, empiema, infección de las heridas quirúrgicas y neumonía en el postoperatorio.

2.1.5   *Técnicas no convencionales de estadificación: VAMLA y TEMLA*

Estas dos exploraciones no pretenden realizar únicamente biopsias de adenopatías mediastínicas, sino realizar una linfadenectomía sistemática. La linfadenectomía mediastínica transcervical extendida (TEMLA) es una variante en la que se emplea un retractor para elevar el esternón y poder alcanzar, así, las estaciones 1, 2R y 2L, 3a, 4R y 4L, 5-8.[9]

La linfadenectomía mediastínica videoasistida (VAMLA) se realiza con el videomediastinoscopio y permite biopsiar las estaciones 2, 4, 7 y 8.[10]

2.2   *Técnicas endoscópicas*

La exploración endoscópica, tanto digestiva como respiratoria, permite obtener muestra citohistológica de los ganglios mediastínicos. La punción aspirativa transesofágica con aguja fina (PAAF) se realiza bajo control ultrasonográfico en tiempo real y permite alcanzar las estaciones paratraqueal inferior izquierda (4L), en ocasiones la subaórtica (5) y todas las mediastínicas bajas (7, 8 y 9). La punción transbronquial puede realizarse de tres formas: a ciegas, semiorientada por ecografía y, actualmente ecodirigida en tiempo real. Con la punción transbronquial se pueden alcanzar las estaciones mediastínicas altas (2, 3p y 4), la subcarínica (7) y las intrapulmonares hiliares (10) y las lobares (11).

2.2.1   *Ultrasonografía endoscópica digestiva (USED)*

La ultrasonografía endoscópica digestiva (USED) es una técnica de imagen que se viene realizando desde hace unos veinte años para la estadificación de las neoplasias del tubo digestivo y el estudio de la patología pancreática. En los últimos diez años, la posibilidad de practicar PAAF guiada por ultrasonografía en tiempo real (USED-PAAF) y, por tanto, de obtener un diagnóstico citológico, ha significado un cambio sustancial tanto en el peso específico de la técnica como en el abanico de indicaciones de la misma, aportando un progresivo avance en la estadificación del mediastino en el cáncer de pulmón (ver capítulo específico).

2.2.2   *Punción aspirativa transbronquial a ciegas*

La primera punción de adenopatías mediastínicas fue descrita por Schieppati en 1949. Wang ideó el sistema para la punción con broncoscopio flexible y comunicó su experiencia inicial en 1983. Sin embargo, su implantación en la práctica clínica no ha llegado a generalizarse debido fundamentalmente a la ausencia de control visual durante la punción.[11]

Para realizar la punción aspirativa transbronquial a ciegas sólo es necesaria una aguja ensamblada a un catéter interno flexible retráctil que está recubierto por una vaina externa. Cualquier broncoscopio con un canal de trabajo de 2 mm o superior es óptimo para su práctica. Los calibres de la aguja oscilan entre 18 y 23 G, con una longitud de 13 a 15 mm. Las de calibre 18 y 19 G permiten la obtención de muestras histológicas.

En una revisión en la que se incluyen 910 pacientes de doce estudios,[12] se obtuvo una sensibilidad del 76 % (IC 95 %, 72 a 79) con una especificidad del 96 % (IC 95 %, 91 a 100), valor predictivo positivo (VPP) del 100 % y un valor predicativo negativo (VPN) del 71 %, basándose en una prevalencia del 70 %. Las estaciones ganglionares accesibles por punción son las correspondientes al mediastino medio y anterior: paratraqueales alta y bajas (2 y 4), retrotraqueales (3 a) y subcarínica (7); así como las intrapulmonares hiliares (10) y las lobares (11). La capacidad diagnóstica de esta técnica está limitada por el diámetro y localización de las adenopatías. El máximo rendimiento se obtiene con adenopatías de diámetro superior a 21 mm y en aquellas de localización subacarínica (7) y paratraqueales derechas bajas (4R).[13] Algún estudio ha detectado mayor rendimiento diagnóstico cuando se utilizaba una aguja histológica de 19 G en vez de una citológica de 22 G (78,2 % *versus* 52,7 %; p = 0,001).[14] También se ha demostrado que el examen *in situ* de la calidad de la muestra por parte del patólogo, también incrementa la rentabilidad del procedimiento (31,3 % *versus* 56,2 %; p < 0,01).[15]

La punción aspirativa transbronquial a ciegas es una técnica segura que se realiza de forma ambulatoria. Las complicaciones descritas como neumotórax, neumomediastino, hemomediastino, punción hepática o pericarditis purulenta son casos aislados en la literatura.

2.2.3   Ecobroncoscopia

La ecobroncoscopia permite guiar la punción aspirativa con aguja fina de las adenopatías mediastínicas e hiliares. Existen dos métodos disponibles: la ecobroncoscopia radial, que orienta la punción sin guiarla en tiempo real, y la ecobroncoscopia lineal, que sí dirige bajo visión ultrasonográfica directa el trayecto de la aguja.

- *Ecobroncoscopia radial:* ésta fue la primera técnica de que se dispuso para abordar el mediastino con ultrasonografía. Actualmente ha sido sustituida por la ecografía lineal o sectorial, quedando relegada para otras indicaciones como el nódulo pulmonar periférico (véase capítulo específico) o la exploración de la pared traqueal, para determinar si existe o no infiltración neoplásica.

  Se accede a las mismas estaciones comentadas para la punción transbronquial convencional, tanto del mediastino anterior y medio (2, 3p, 4, 7) como intrapulmonares hiliares (10) y lobares (11). En un total de 642 sujetos en cuatro artículos,[16-19] la sensibilidad reportada oscila entre 67 % y 85 % con una precisión diagnóstica de entre 86 % y 89 %. Comparado con la punción transbronquial a ciegas, la ecobroncoscopia radial es significativamente superior para todas las estaciones ganglionares exploradas (58 % *versus* 84 %, p < 0,05), excepto para la subcarínica (74 % *versus* 86 %, p = 0,3).[18]

  No existen datos publicados al respecto del coste-efectividad ni se han reportado complicaciones relacionadas con la aplicación de la sonda de ultrasonografía, la propia punción o la sedación.

- *Ecobroncoscopia lineal o sectorial:* el equipamiento y la técnica se detallan en un capítulo aparte. La ecobroncoscopia lineal puede explorar las estaciones mediastínicas 2, 3p, 4 y 7, así como las intrapulmonares 10 y 11 con una alta rentabilidad, incluso con ganglios con un eje menor entre 5 y 10 mm. En una compilación de ocho estudios, con comprobación quirúrgica posterior, en la que se reúnen 1.269 pacientes, la ecobroncoscopia lineal consigue una rentabilidad diagnóstica global del 95 %, con una sensibilidad del 92,5 % y una especificidad del 100 % (véase la tabla 1 del capítulo 3). No constan comunicaciones de complicaciones relacionadas con el procedimiento.

2.3   *Punción transtorácica guiada por TC*

La punción transtorácica guiada por TC se ha utilizado cuando la afectación ganglionar mediastínica es extensa y las adenopatías presentan un diámetro menor de, al menos, 1,5 cm. En la reciente revisión realizada por el American College of Chest Physicians se citan cinco series –la última del 1996– con un total de 215 pacientes.[20] Se reporta una sensibilidad del 89 % con especificidad del 100 %; siendo la prevalencia de metástasis ganglionares del 81 %. En las series descritas no se han puncionado distintas estaciones, con lo que se extrapola que en la mayoría de los casos se trata de casos para confirmar el diagnóstico de cáncer más que establecer la estadificación. Aproximadamente, en el 10 % de los casos se complica con un neumotórax que requiere drenaje.

3   Propuesta de algoritmo de estadificación mediastínica del cáncer de pulmón

El desarrollo de nuevas técnicas endoscópicas capaces de proporcionar un diagnóstico de certeza citohistológico, que sean mínimamente invasivas y que presenten una óptima relación coste-efectividad, obliga a reformular el algoritmo de la estadificación mediastínica de los pacientes afectos de un cáncer de pulmón.[21-24] Dos grupos han demostrado que la ecoendoscopia digestiva y la ecobroncoscopia son técnicas complementarias que asociadas pueden llegar a una precisión diagnóstica del 100 %.[17,25] Más recientemente, Wallace y colaboradores han realizado tres procedimientos endoscópicos en la misma exploración a 138 pacientes: punción transbronquial a ciegas, ecoendoscopia digestiva con punción y ecobroncoscopia con punción.[26] La punción transbronquial a ciegas obtuvo una sensibilidad del 36 %; la ecobroncoscopia, un 69 %; la ecoendoscopia digestiva, un 69 %; la combinación de punción transbronquial a ciegas con ecobroncoscopia, un 76 %; la combinación de punción transbronquial a ciegas con endoscopia digestiva, un 79 %; y la combinación de ecobroncoscopia con ecoendoscopia digestiva alcanzó el 93 %; todas ellas con una especificidad del 100 %.

La posibilidad de una exploración ecoendoscópica global del mediastino en un futuro algoritmo de estadificación del cáncer de pulmón debería considerar una exploración previa que permitiese seleccionar adecuadamente el grupo de pacientes a estudiar. El alto valor predictivo negativo del PET-TC y la capacidad para diagnosticar metástasis a distancia apoyaría la decisión de tomar esta técnica como filtro previo (véase la figura 2). El abordaje combinado ecoendoscopia digestiva y ecobroncoscopia permitiría la obtención de un diagnóstico citológico de la práctica totalidad de las estaciones ganglionares afectas en el PET-TC. Sin embargo, la reciente comunicación de que la punción dirigida por ecobroncoscopia en pacientes afectos de cáncer de pulmón y PET negativo diagnostica un 6,2 % de casos N2 o N3 plantearía, por lo menos, el rastreo sistemático, previo a la cirugía, de estos territorios. En ese futuro algoritmo diagnóstico, las técnicas quirúrgicas quedarían reservadas para las estaciones no accesibles a la ecoendoscopia como la 6 (paraaórtica) y en ocasiones la estación 5 (ventana aortopulmonar). También debería indicarse una técnica quirúrgica en aquellos casos con PET-TC positivo y ecoendoscopia con punción negativa o muestra poco representativa (contaminación de celularidad bronquial, necrosis y, sobre todo, de hemorragia).

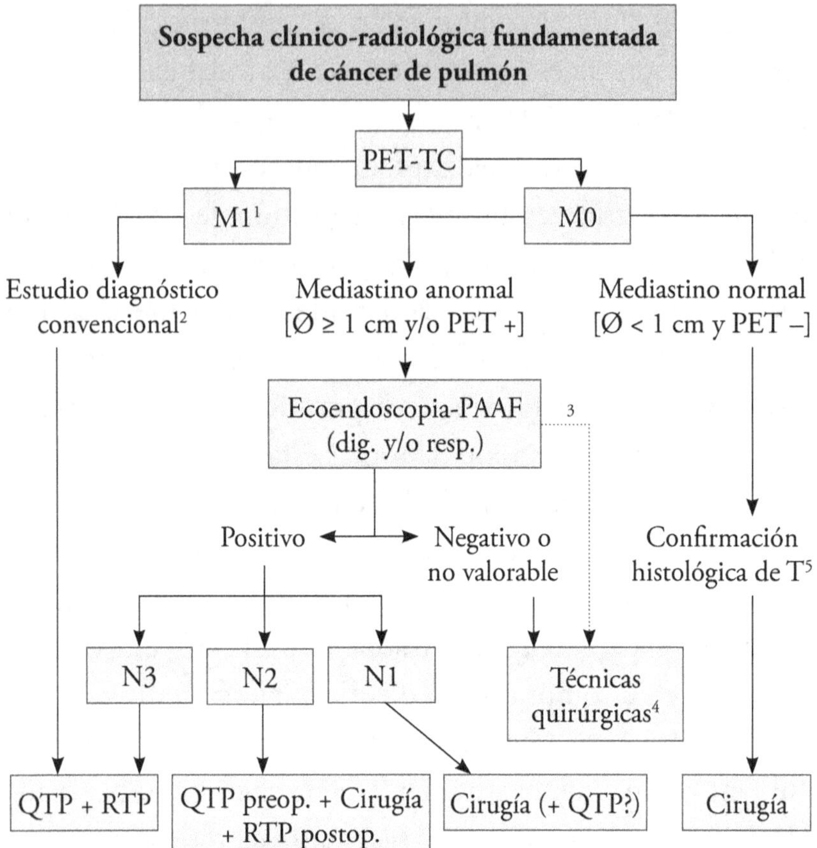

[1] Indicar resonancia magnética cerebral, si hay sospecha clínica de metástasis.

[2] El estudio convencional puede incluir ecoendoscopia con punción, si el tejido abordable más accesible es una adenopatía mediastínica.

[3] Si la única adenopatía captante por PET-TC está en la estación 6, puede indicarse de entrada mediastinoscopia cervical extendida o mediastinostomía anterior izquierda.

[4] Incluyen: mediastinoscopia cervical, mediastinoscopia cervical extendida, mediastinostomía anterior y videotoracoscopia.

[5] En caso de un nódulo pulmonar no accesible por TC con punción, PET positivo y cultivos microbiológicos negativos, puede indicarse directamente cirugía.

Figura 2. Propuesta de algoritmo de estadificación en pacientes con sospecha de cáncer de pulmón (Modificado de Rosell et al.).[27]

4 Conclusión

Aunque la mediastinoscopia se mantiene aún como la técnica de referencia en la estadificación mediastínica, los avances en ecoendoscopia tanto digestiva como respiratoria, así como en las técnicas de imagen (PET-TC), van a modificar pronto el algoritmo de valoración inicial del paciente con cáncer de pulmón. El esquema diagnóstico definitivo requerirá de una mayor accesibilidad a esas nuevas tecnologías y de los estudios pertinentes para explorar el coste-eficacia de las distintas combinaciones.

Bibliografía

1. Mountain CF, Dresler CM. Regional lymph node classification for lung cancer staging. Chest 1997; 111: 1718-723.
2. Spira A, Ettinger DS. Multidisciplinary management of lung cancer. N Engl J Med 2004; 350: 379-92.
3. Pozo-Rodríguez F, Martín de Nicolás JL *et al.* Accuracy of helical computed tomography and [18F] fluorodeoxyglucose positron emission tomography for identifying lymph node mediastinal metastases in potentially resectable non-small-cell lung cancer. J Clin Oncol 2005; 23: 8348-356.
4. Jemal A, Siegel R, Ward E *et al.* Cancer statistics, 2006. CA Cancer J Clin 2006; 56: 106-30.
5. Toloza EM, Harpole L, McCrory DC. Noninvasive staging of non-small cell lung cancer: a review of the current evidence. Chest 2003; 123 (1 Suppl): 137S-46S.
6. Mateu-Navarro M, Rami-Porta R, Bastus-Piulats R *et al.* Remediastinoscopy after in-

duction chemotherapy in non-small cell lung cancer. Ann Thorac Surg 2000; 70: 391-95.

7. Freixinet Gilart J, García PG, Rodríguez de Castro F *et al.* Extended cervical mediastinoscopy in the staging of bronchogenic carcinoma. Ann Thorac Surg 2000; 70: 1641-643.

8. Watanabe A, Koyanagi T, Ohsawa H *et al.* Systematic node dissection by VATS is not inferior to that through an open thoracotomy: a comparative clinicopathologic retrospective study. Surgery 2005; 138: 510-17.

9. Kuzdzal J, Zielinski M, Papla B *et al.* Transcervical extended mediastinal lymphadenectomy—the new operative technique and early results in lung cancer staging. Eur J Cardiothorac Surg 2005; 27: 384-90.

10. Hurtgen M, Friedel G, Toomes H *et al.* Radical video-assisted mediastinoscopic lymphadenectomy (VAMLA) – technique and first results. Eur J Cardiothorac Surg 2002; 21: 348-51.

11. Wang KP. Continued efforts to improve the sensitivity of transbronchial needle aspiration. Chest 1998; 114: 4-5.

12. Toloza EM, Harpole L, Detterbeck F *et al.* Invasive staging of non-small cell lung cancer: a review of the current evidence. Chest 2003; 123: 157S-66S.

13. Harrow EM, Abi-Saleh W, Blum J *et al.* The utility of transbronchial needle aspiration in the staging of bronchogenic carcinoma. Am J Respir Crit Care Med 2000; 161: 601-07.

14. Schenk DA, Chambers SL, Derdak S *et al.* Comparison of the Wang 19-gauge and 22-gauge needles in the mediastinal staging of lung cancer. Am Rev Respir Dis 1993; 147: 1251-258.

15. Davenport RD. Rapid on-site evaluation of transbronchial aspirates. Chest 1990; 98: 59-61.

16. Shannon JJ, Bude RO, Orens JB *et al.* Endobronchial ultrasound-guided needle aspiration of mediastinal adenopathy. Am J Respir Crit Care Med 1996; 153: 1424-430.

17. Herth FJ, Lunn W, Eberhardt R *et al.* Transbronchial *versus* transesophageal ultrasound-guided aspiration of enlarged mediastinal lymph nodes. Am J Respir Crit Care Med 2005; 171: 1164-647.

18. Herth F, Becker HD, Ernst A. Conventional *versus* endobronchial ultrasound-guided transbronchial needle aspira-

tion: a randomized trial. Chest 2004; 125: 322-25.

19. Herth FJ, Becker HD, Ernst A. Ultrasound-guided transbronchial needle aspiration: an experience in 242 patients. Chest 2003; 123: 604-07.

20. Detterbeck FC, Jantz MA, Wallace M *et al.* American College of Chest Physicians. Invasive mediastinal staging of lung cancer: ACCP evidence-based clinical practice guidelines (2nd edition). Chest. 2007; 132(3 Suppl): 202S-20S.

21. Rusch VW. Mediastinoscopy: an endangered species? J Clin Oncol 2005; 23: 8283-285.

22. Rintoul R. Towards complete endoscopic staging of the mediastinum? Endoscopy 2006; 38(Suppl 1): S110-13.

23. Shulman L, Ost D. Advances in bronchoscopic diagnosis of lung cancer. Curr Opin Pulm Med 2007; 13: 271-77.

24. De Leyn P, Lardinois D, Van Schil PE *et al.* ESTS guidelines for preoperative lymph node staging for non-small cell lung cancer. Eur J Cardiothorac Surg 2007; 32: 1-8.

25. Vilmann P, Krasnik M, Larsen SS *et al.* Transesophageal endoscopic ultrasound-guided fine-needle aspiration (EUS-FNA) and endobronchial ultrasound-guided transbronchial needle aspiration (EBUS-TBNA) biopsy: a combined approach in the evaluation of mediastinal lesions. Endoscopy 2005; 37: 833-39.

26. Wallace MB, Pascual JM, Raimondo M *et al.* Minimally invasive endoscopic staging of suspected lung cancer. JAMA 2008; 299: 540-46.

27. Rosell A, Ginés A, Serra M, Gámez C. Estadificación mediastínica del cáncer de pulmón en el siglo XXI: un reto de carácter multidisciplinario. Med Clin (Barc). 2008; 130: 415-22.

Capítulo 3

Indicaciones de la ecobroncoscopia radial y lineal

ANTONI ROSELL, ROSA LÓPEZ

1 Introducción

La ecobroncoscopia permite visualizar más allá de los límites de la pared traqueobronquial. Sus indicaciones clínicas varían según la modalidad técnica empleada (radial o lineal) (véase la tabla 1).

Indicaciones	Técnica de ecobroncoscopia
Nódulo pulmonar solitario	Radial
Exploración pared: compresión *versus* infiltración	Radial
Exploración pared: grado infiltración lesión endobronquial	Radial
Adenopatías mediastínicas o hiliares	Lineal
Masa pulmonar hiliar	Lineal

Tabla 1. Indicaciones clínicas según el tipo de técnica ecográfica.

2   Ecobroncoscopia radial

La introducción de una minisonda ecográfica por el canal de trabajo de un broncoscopio convencional permite visualizar las adenopatías mediastínicas en una imagen global (360º) del plano perpendicular al eje principal del broncoscopio. Sin embargo, la punción de las mismas debe realizarse a ciegas, según la técnica convencional introducida por Wang. Tras el advenimiento de la ecobroncoscopia lineal, que permite la visualización de la punción en tiempo real, esta indicación ha quedado rápidamente absorbida. En la actualidad, su principal indicación es la localización del nódulo pulmonar periférico (véase el capítulo específico). Otro uso de la ecobroncoscopia radial es la exploración de la pared de la vía aérea principal, tanto para ver si un carcinoma en estadio inicial sobrepasa la capa cartilaginosa, como también para determinar si un tumor extraluminal comprime, o bien invade, dicha pared (véase la figura 1). En la primera de las indicaciones, interesa certificar si un carcinoma *in situ* (CIS), o en estadio inicial, invade la capa cartilaginosa para poder realizar un tratamiento endobronquial con intención curativa. Dicho tratamiento puede realizarse con cualquier método de ablación térmica (láser, crioterapia, terapia fotodinámica o electrocauterización) y supone una alternativa a la cirugía, en aquellos casos en que el paciente rehúya el paso por el quirófano o en que el tumor no sea operable. Miyazu *et al.*[1] pudieron seleccionar correctamente 9 de 18 pacientes con un carcinoma en estado inicial a los que se les trató con terapia fotodinámica (PDT). La segunda de las indicaciones representa una información muy valiosa, puesto que una neoplasia de pulmón que invada pared traqueal supone que dicho tumor se clasificará como localmente avanzado y, por tanto, no es candidato a cirugía. Sin embargo, si un tumor comprime pero no infiltra la pared traqueal, la clasificación del mismo puede permitir el tratamiento quirúrgico. Mientras que la tomografía computerizada (TC) de pulmón presen-

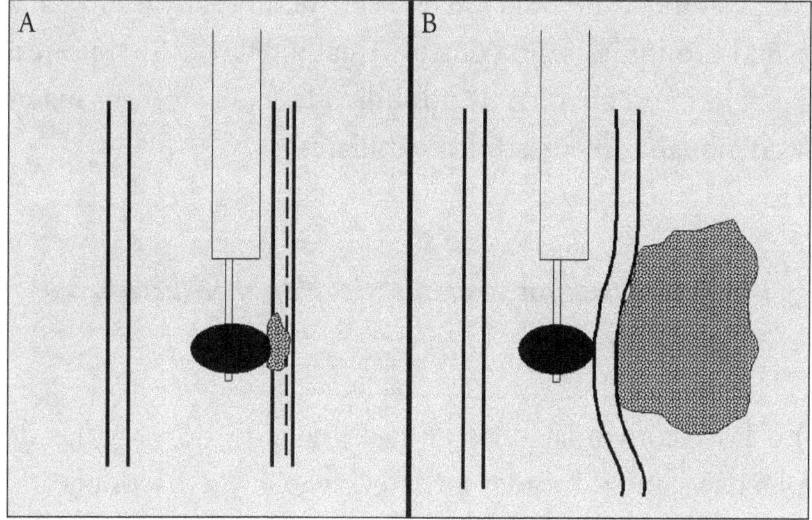

Figura 1. Indicaciones de la ecobroncoscopia radial en el estudio de la pared de la vía aérea principal. A) Ejemplo de carcinoma in situ que traspasa capa cartilaginosa. B) Ejemplo de neoplasia que comprime la pared sin invadirla.

ta una exactitud diagnóstica del 51 %, la ecobroncoscopia radial alcanza el 94 %.[2] Wakamatsu *et al.* indagaron el rendimiento de la ecobroncoscopia radial para identificar invasión mural en 54 pacientes afectos de neoplasia de esófago o tiroides en contacto directo con la tráquea. Las sensibilidades y especificidades para TC, resonancia magnética nuclear (RMN) y ecobroncoscopia fueron 59 % y 56 %, 75 % y 73 %, y 92 % y 83 %, respectivamente.[3]

3   Broncoscopia lineal o sectorial

La posibilidad de puncionar las estructuras adyacentes a la pared bronquial, bajo control visual directo en tiempo real ha abierto un abanico de posibilidades para alcanzar masas y adenopatías mediastínicas e hiliares.

3.1   *Estadificación y reestadificación mediastínica ganglionar*

En las recomendaciones de la 2ª edición de las guías de práctica clínica basadas en la evidencia que ha publicado la American Chest College of Chest Physicians (ACCP),[4] se indica obtener muestra citohistológica en las siguientes situaciones:

- Ganglios considerados anormales desde el punto morfológico (eje menor > 1 cm en la TC) o bien metabólico (captación anormal en la tomografía de emisión de positrones o PET, en siglas inglesas).
- Tumores centrales o con ganglios hiliares (posibilidad de N1), independientemente de la PET.

No estaría indicada la estadificación invasiva cuando existe una extensa infiltración mediastínica, pero tampoco ante un pequeño tumor periférico, con PET negativo en el rastreo mediastínico.

En dichas guías se listan los distintos métodos diagnósticos disponibles para explorar las adenopatías mediastínicas: punción aspirativa a ciegas o TBNA (en inglés); ultrasonografía transesofágica o EUS (en inglés); punción aspirativa transtorácica guiada por TC; cirugía toracoscópica videoasistida o VATS (en inglés) y la ecobroncoscopia lineal o EBUS (en inglés).

Se sugiere que cada centro utilice aquellas en las que los facultativos dispongan de más experiencia. Sin embargo, el coste-efectividad, la morbimortalidad, el grado de invasión, así como las preferencias de los pacientes favorecen una progresiva implantación de los sistemas de diagnóstico mínimamente invasivos.

La ecobroncoscopia lineal puede explorar las estaciones mediastínicas 2, 3p, 4 y 7, así como las intrapulmonares

10 y 11 con una alta rentabilidad, incluso con ganglios con un eje menor entre 5 y 10 mm. En una compilación de ocho estudios con comprobación quirúrgica posterior en la que se reúnen 1.269 pacientes, la ecobroncoscopia lineal consigue una rentabilidad diagnóstica global del 95 %, con una sensibilidad del 92,5 % y una especificidad del 100 % (véase la tabla 2).

La reestadificación mediastínica de pacientes con afectación ganglionar, candidatos a cirugía tras un ciclo de quimioterapia neoadyuvante constituye una indicación para la ecobroncoscopia lineal. La TC y la PET presentan una baja sensibilidad y especificidad y la remediastinoscopia resulta técnicamente difícil por la presencia de adherencias y cambios fibróticos de la cirugía previa. En un estudio prospectivo de 124 pacientes con enfermedad ganglionar mediastínica (estadio IIIA) sometidos a quimioterapia de inducción, Herth *et al.*[5] realizaron TC de tórax, ecobroncoscopia y toracotomía con linfadenectomía. La TC mostró enfermedad estable en 58 casos (46,7 %), la ecobroncoscopia reveló metástasis ganglionares persistentes en 89 casos (72 %) y la linfadenectomía realizada durante la toracotomía comprobó enfermedad residual en 117 (94 %). El rendimiento diagnóstico de la ecobroncoscopia en la reestadificación fue: sensibilidad 76 %, especificidad 100 %, valor predictivo positivo 100 % y valor predictivo negativo 20 %.

Estudio	Pacientes N.º	Sensibilidad %	Especificidad %	Prevalencia %	Exactitud diagnóstica %
Yasufuku et al.[9]	70	95	100	67	97
Herth et al.[10]	502	94	100	98	94
Herth et al.[11]	100	94	100	17	no especificado
Groth et al.[12]	56	93,3	100	30	96,7
Vincent et al.[13]	152	99,1	100	62,8	98,7
Szlubowski et al.[14]	226	89	100	60,9	92,9
Herth et al.[15]	97	89	100	10,3	no especificado
Ernst et al.[16]	66	87	100	89	91
Total	1.269	92,5	100	54	95

Tabla 2. Rendimiento diagnóstico de la ecobroncoscopia lineal en la estadificación mediastínica del cáncer de pulmón. Sólo se han incluido aquellos estudios con confirmación quirúrgica posterior para los resultados negativos de la ecobroncoscopia.

Tanto en la estadificación como en la reestadificación ganglionar mediastínica, los resultados negativos y las muestras inadecuadas, deben comprobarse por medio de técnicas diagnósticas quirúrgicas (mediastinoscopia, mediastinostomía anterior o incluso toracotomía).

3.2   *Estudio de adenopatías con sospecha de linfoma o sarcoidosis*

Ante aquellos pacientes en estudio por adenopatías mediastínicas, y en ausencia de imagen pulmonar sugestiva de neoplasia broncocéntrica primaria, deben ser considerados otros diagnósticos como el linfoma o bien la sarcoidosis.

Linfoma: en el estudio retrospectivo de Kennedy *et al.*[6] se analiza la rentabilidad de la ecobroncoscopia lineal en 25 pacientes con sospecha de recidiva de un linfoma, o bien, con adenopatías de origen desconocido. Se obtuvo muestra adecuada en el 96 % de los casos, diagnosticándose linfoma en diez de ellos (prevalencia 11/25, 44 %), en base al estudio inmunohistoquímico y de citometría de flujo. La sensibilidad total fue del 90,9 %, con una especificidad del 100 %.

Sarcoidosis: Wong *et al.*[7] describen la capacidad diagnóstica de la ecobroncoscopia lineal en 65 pacientes remitidos con sospecha clinicoradiológica de sarcoidosis. El 74 % de ellos presentaban estadio I de la enfermedad y el resto esta-

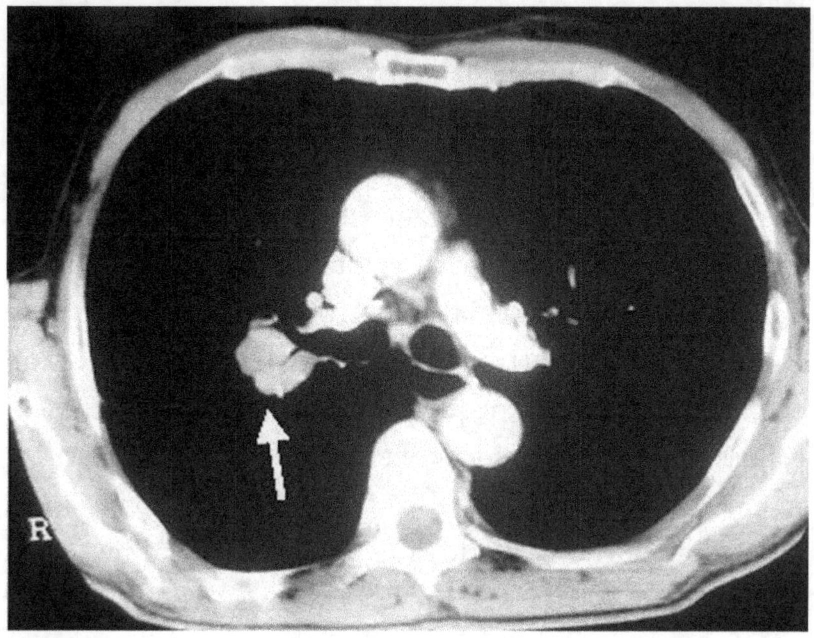

Figura 2. TC del tórax en el se aprecia masa hiliar derecha en íntimo contacto con la pared posterior del bronquio principal derecho y con la entrada del bronquio lobar superior derecho.

dio II. Se obtuvo material adecuado en el 97 % de los casos, demostrándose granulomas no caseificantes en el 91,8 % de los pacientes.

3.3   *Tumores intrapulmonares*

Aquellas lesiones intrapulmonares adyacentes a la vía aérea central pueden ser accesibles a la punción dirigida por ecografía lineal. Nakajima *et al.*[8] en un estudio retrospectivo reúnen 35 pacientes con una tumoración peritraqueal o peribronquial en los que la broncoscopia convencional con punción a ciegas no fue diagnóstica. De ellos, 19 pacientes presentaban lesiones peritraqueales y 16 peribronquiales (intermediarios, lobares y segmentarios). El tamaño medio de las lesiones era de 30,0 mm (10-70 mm), presentando en 19 casos un diámetro menor de 3 cm. Se diagnosticó: un carcinoma de células pequeñas, veinticinco carcinomas de células no pequeñas, cinco metástasis, un linfoma MALT y una fibrosis focal. En dos casos se obtuvo un falso negativo. El rendimiento diagnóstico fue una sensibilidad de 94 %, especificidad 100 %, valor predictivo negativo 33 %, valor predictivo positivo 100 %, con una exactitud diagnóstica global del 94 %.

Bibliografía

1. Miyazu Y, Miyazawa T, Kurimoto N *et al.* Endobronchial ultrasonography in the assessment of centrally located early-stage lung cancer before photodynamic therapy. Am J Respir Crit Care Med 2002; 165: 832-37.

2. Herth F, Ernst A, Schulz M *et al.* Endobronchial ultrasound reliably differentiates between airway infiltration and compression by tumor. Chest 2003; 123: 458-62.

3. Wakamatsu T, Tsushima K, Yasuo M *et al.* Usefulness of preoperative endobronchial ultrasound for airway invasion around the trachea: esophageal cancer and thyroid cancer. Respiration 2006; 73: 651-57.

4. Detterbeck FC, Jantz MA, Wallace M *et al.* American College of Chest Physicians. Invasive mediastinal staging of lung cancer: ACCP evidence-based clinical practice guidelines (2nd edition). Chest 2007; 132(3 Suppl): 202S-20S.

5. Herth FJ, Annema JT, Eberhardt Rk *et al.* Endobronchial ultrasound with transbronchial needle aspiration for restaging the mediastinum in lung cancer. J Clin Oncol 2008; 26: 3346-350.

6. Kennedy MP, Jiménez CA, Bruzzi JF *et al.* Endobronchial ultrasound-guided transbronchial needle aspiration in the diagnosis of lymphoma. Thorax 2008; 63: 360-65.

7. Wong M, Yasufuku K, Nakajima T *et al.* Endobronchial ultrasound: new insight for the diagnosis of sarcoidosis. Eur Respir J 2007; 29: 1182-186.

8. Nakajima T, Yasufuku K, Fujiwara T *et al.* Endobronchial ultrasound-guided transbronchial needle aspiration for the diagnosis of intrapulmonary lesions. J Thorac Oncol 2008; 3: 985-88.

9. Yasufuku K, Chiyo M, Sekine Y *et al.* Real-time endobronchial ultrasound-guided transbronchial needle aspiration of mediastinal and hilar lymph nodes. Chest 2004; 126: 122-28.

10. Herth FJ, Eberhardt R, Vilmann P *et al.* Real-time endobronchial ultrasound-guided transbronchial needle aspiration for sampling mediastinal lymph nodes. Thorax 2006; 61: 795-98.

11. Herth FJ, Ernst A, Eberhardt R *et al.* Endobronchial ultrasound-guided transbronchial needle aspiration of lymph nodes in the radiologically normal mediastinum. Eur Respir J 2006; 28: 910-14.

12. Groth SS, Whitson BA, D'Cunha J *et al.* Endobronchial ultrasound-guided fine-needle aspiration of mediastinal lymph nodes: a single institution's early learning curve. Ann Thorac Surg 2008; 86: 1104-109.

13. Vincent BD, El-Bayoumi E, Hoffman B *et al.* Real-time endobronchial ultrasound-guided transbronchial lymph node aspiration. Ann Thorac Surg 2008; 85: 224-30.

14. Szlubowski A, Kużdżal J, Kołodziej M *et al.* Endobronchial ultrasound-guided needle aspiration in the non-small cell lung cancer staging. Eur

J Cardiothorac Surg 2008. [Epub ahead of print]

15. Herth FJ, Eberhardt R, Krasnik M *et al.* Endobronchial ultrasound-guided transbronchial needle aspiration of lymph nodes in the radiologically and positron emission tomography-normal mediastinum in patients with lung cancer. Chest 2008; 133: 887-91.

16. Ernst A, Anantham D, Eberhardt R *et al.* Diagnosis of mediastinal adenopathy-real-time endobronchial ultrasound guided needle aspiration *versus* mediastinoscopy. J Thorac Oncol 2008; 3: 577-82.

Capítulo 4

Ecobroncoscopia lineal: instrumental y técnica

Julio Pérez

1 Introducción

En la actualidad la mediastinoscopia se considera la técnica de elección *(gold standard)* para la evaluación histológica del mediastino. Se trata de una técnica quirúrgica y como tal, requiere de quirófano, equipo de anestesia y un mínimo de estancia hospitalaria. Por otro lado, la mediastinoscopia no está en absoluto exenta de complicaciones, algunas de ellas graves.[1] Tiene un 10 % de falsos negativos que en su mayoría son debidos a que no se alcanza la estación ganglionar afectada. Ante estos datos, la posibilidad de alcanzar el mediastino de forma no cruenta a través del árbol traqueobronquial durante la exploración broncoscópica se muestra como una posibilidad única de optimizar el manejo diagnóstico y de extensión de muchas enfermedades torácicas.

La ultrasonografía endobronquial (EBUS, en siglas inglesas) es una técnica diagnóstica mínimamente invasiva que complementa al broncoscopio flexible (BF). Permite diagnosticar de forma rápida el cáncer de pulmón y determinar más fácilmente el estadio de la enfermedad ya que logra obtener de forma precisa una muestra por punción de los ganglios linfáticos hiliares y mediastínicos. Es una herramienta de última generación que combina la videoendoscopia tradicional con la ecografía, de forma que permite ver directamente la tráquea, los bronquios y sus ramificaciones, y obtener imágenes ecográficas de las estructuras que se encuentran fuera de las paredes bronquiales, como los ganglios linfáticos.

2   Tipos de instrumentos

Existen dos técnicas de EBUS dependiendo del tipo de transductor: EBUS radial y EBUS lineal o sectorial.

2.1   *EBUS radial*

La primera técnica ecográfica disponible fue el EBUS radial (RP-EBUS: radial probe-EBUS). Consiste en una sonda que tiene en su extremo distal un transductor con una frecuencia de 20 MHz. Se introduce por el canal de trabajo de un fibrobroncoscopio y permite la visualización mediante ultrasonidos del parénquima pulmonar, pared traqueobronquial y las estructuras adyacentes. Una vez localizada la lesión, se retira la sonda, se introduce la aguja de biopsia y se realiza la punción transbronquial a ciegas –no en tiempo real– para la obtención de muestras. Esta técnica se utiliza en la actualidad para el diagnóstico del nódulo pulmonar periférico y se describe más ampliamente en otro capítulo.

2.2   EBUS lineal o sectorial

Con posterioridad, en el año 2004, se desarrolla en Japón un broncoscopio flexible ultrasonográfico que presenta un transductor convexo en su punta para la realización de la punción-aspiración en tiempo real. Esta técnica se denomina ultrasonografía endobronquial (CP-EBUS: convex probe-EBUS) con punción-aspiración transbronquial con aguja en tiempo real.[2]

Las indicaciones de esta técnica son:

- Diagnóstico y estadificación de la N (nodos o ganglios) en el cáncer de pulmón.
- Estadificación de pacientes ya diagnosticados de cáncer de pulmón.
- Reestadificación tras QT-RT (quimioterapia-radioterapia) de inducción.
- Otros tumores o linfadenopatías mediastínicas.

Sus características más reseñables son:

- Accede a todas las estaciones ganglionares accesibles por mediastinoscopia además de ganglios hiliares. Según el mapa ganglionar de Mountain-Dresler, son accesibles por EBUS las estaciones ganglionares 1, 2, 3, 4, 7, 10 y 11[3] y se pueden biopsiar sin dificultad los ganglios superiores a 5 mm.
- Es una técnica mínimamente invasiva.
- Se realiza en tiempo real.
- Sensibilidad 85-96 %.[4]
- No presenta complicaciones.

Hoy en día existen en el mercado dos procesadores ultrasonográficos comercializados por la casa Olympus (Tokyo, Japón). El procesador EU-C2000 fue el primer ecógrafo comercializado con una frecuencia de 7,5 MHz, una profundidad en la penetración de 5 cm y 50º de imagen lineal ultrasonográfica. Actualmente, los procesadores Aloka Pro-Sound Alpha 5 y el Alpha 10 tienen la ventaja de poseer varias frecuencias que oscilan entre 5 y 12 MHz y tener un grado de imagen lineal ecográfica de 60º. En ambos se adapta el EBUS broncoscopio (XBF-UC160F-OL8/BC-UC260F-OL8 Olympus), similar a un fibrobroncoscopio convencional (véase la figura 1) que presenta, en su extremo distal, un transductor curvado que escanea las paredes traqueobronquiales de forma paralela a la dirección de inserción del broncoscopio, visualizando ganglios linfáticos y estructuras vasculares, pero no las capas internas de la pared bronquial. Las imágenes se obtienen mediante contacto directo del transductor con la lesión o mediante aproximación de un balón de látex que se rellena con solución salina y se sitúa en la punta de dicho transductor. Su uso estará indicado cuando el transductor no contacte con la pared traqueobronquial, mejorando así su ecogenicidad y visión de la imagen. El fibrobroncoscopio tiene un diámetro en

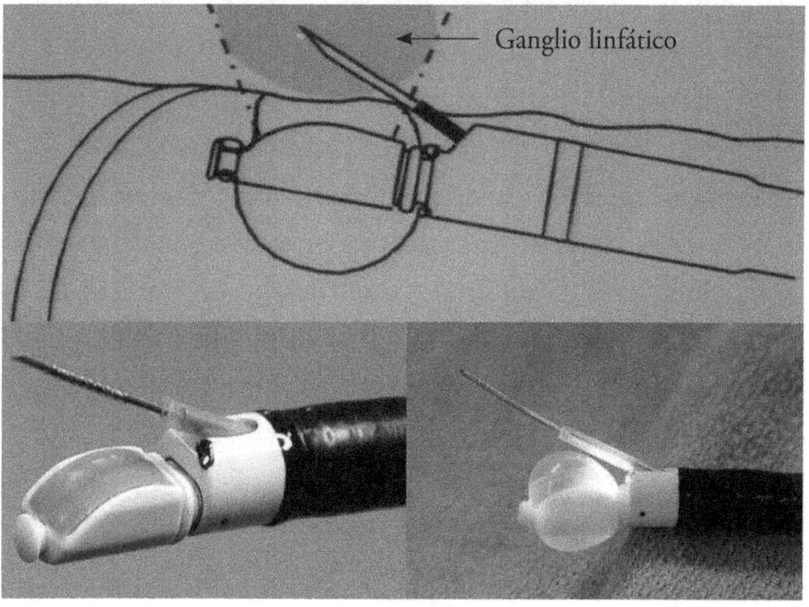

Figura 1. Ecobroncoscopio Olympus BF-UC160F-OL8 con el balón insuflado y la aguja de punción.

su extremo distal de 6,9 mm y posee un canal de trabajo de 2 mm, permitiendo la punción/aspiración en tiempo real guiada mediante control ultrasonográfico con una aguja específica tipo 22-G, Olympus NA-201SX-4022.

3 Descripción de la técnica

3.1 *Colocación del balón*

En primer lugar se adapta una jeringa de 5 cc con suero fisiológico y llave de tres pasos en el canal del ecobroncoscopio destinado a insuflar el balón de látex (véase la figura 2). Posteriormente, se coloca, con sumo cuidado, un balón de látex desechable en el extremo distal del transductor con un aplicador especial, que será insuflado con suero fisiológico. Todas las burbujas de aire que aparezcan deben ser evacuadas antes de sellar el balón, lo que se consigue fácilmente mediante la presión circular de su zona distal con la punta de un dedo.

3.2 *Procedimiento de imágenes*

La técnica se realiza bajo sedación por parte del broncoscopista o anestesista. Tras la colocación a nivel bucal de una

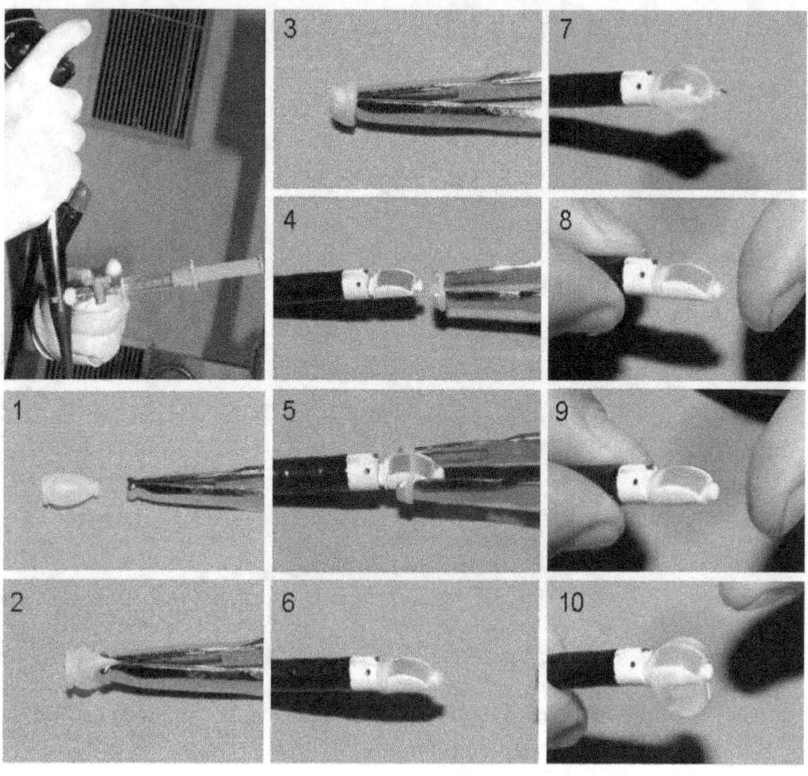

*Figura 2. Colocación por pasos del balón de látex en el transductor
del ecobroncoscopio.*

cánula orolaríngea (obtenida mediante la modificación
artesanal de una cánula de Guedel) (véase la figura 3) que
nos permite mantener una vía aérea permeable y facilitar
la entrada por cuerdas vocales, se introduce el ecobroncoscopio por vía oral. Es importante señalar que la imagen se
visualiza 30º por encima del eje longitudinal del BF. La
imagen endoscópica del árbol bronquial que transmite este

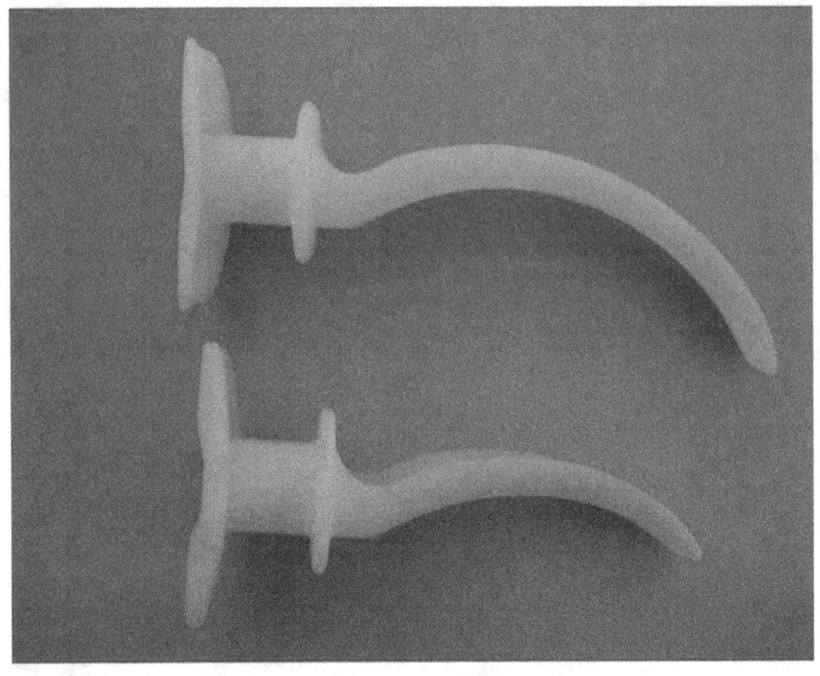

Figura 3. Cánula orolaríngea (obtenida mediante la modificación artesanal de una cánula de Guedel).

aparato es de inferior calidad a la conseguida con un BF convencional, debido al menor diámetro de la fibra óptica, necesario para acomodar tanto el canal de biopsia como el ultrasonido.[5] El uso de dos monitores para visualizar tanto la imagen endoscópica como la imagen ecográfica (véase la figura 4) es más útil que un solo monitor que alterne ambas imágenes.

Una vez introducido el ecobroncoscopio a nivel traqueal, la visualización de adenopatías en la estadificación

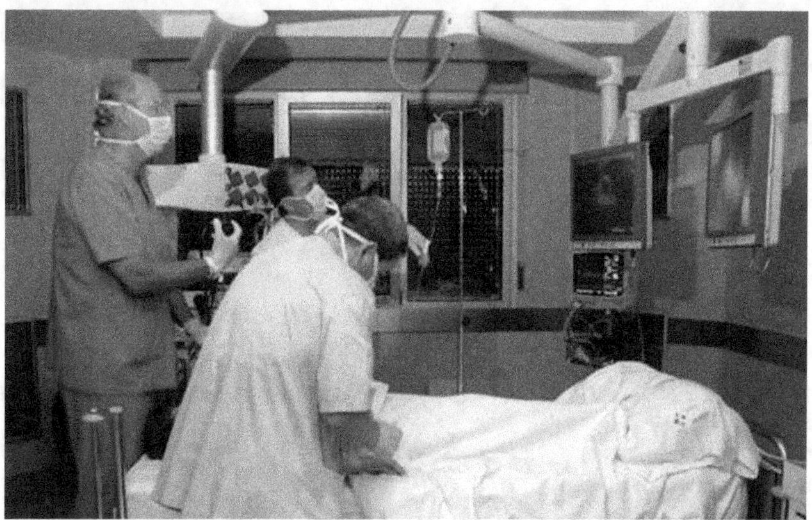

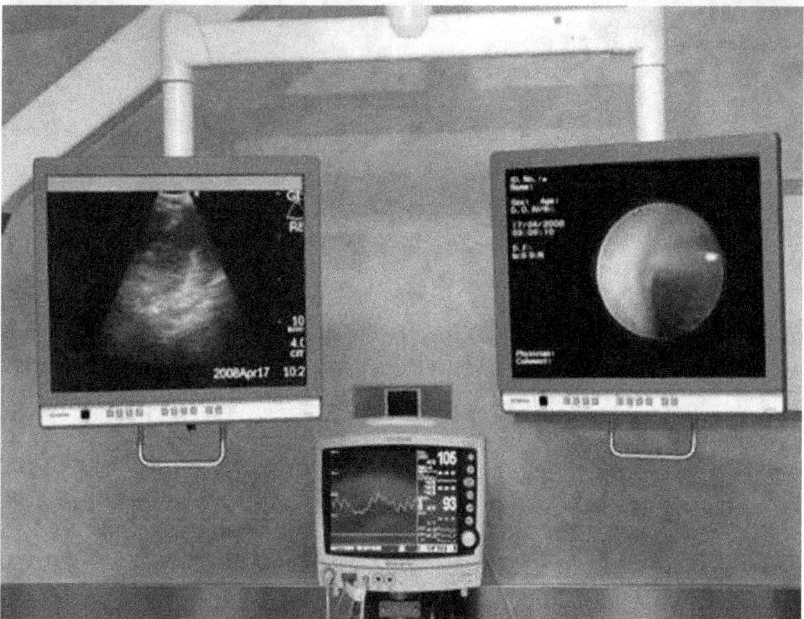

Figura 4. Realización de una ecobroncoscopia y visualización de los dos monitores con imágenes endoscópica y ecográfica.

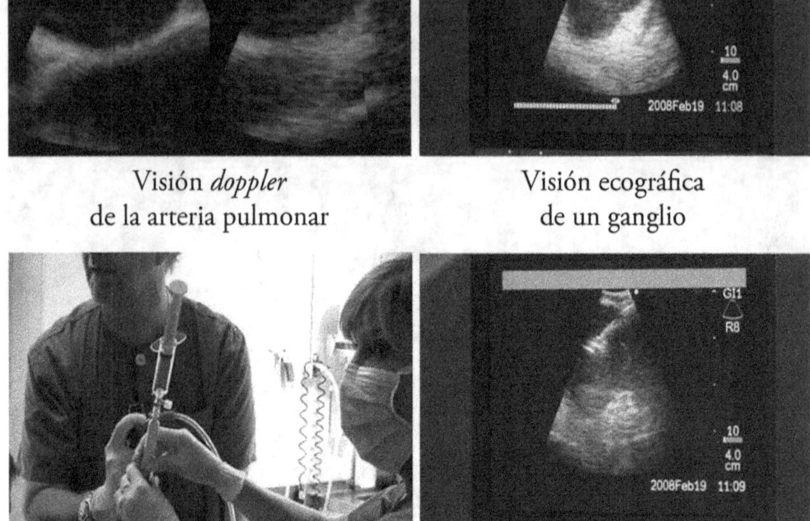

<table>
<tr><td align="center">Visión *doppler*
de la arteria pulmonar</td><td align="center">Visión ecográfica
de un ganglio</td></tr>
<tr><td align="center">Punción de un ganglio</td><td align="center">Punción de un ganglio</td></tr>
</table>

Figura 5. Visón de la imagen doppler y punción de una adenopatía subcarinal.

del cáncer de pulmón ha de comenzarse siempre por el lado contralateral al tumor (N3), seguido por el lado homolateral (N2-1). Una vez localizada la adenopatía se procede a su medición mediante la congelación de la imagen ecográfica. Las estructuras vasculares aparecen como imágenes hipoecoicas y pulsátiles que, por lo general, son fácilmente distinguibles sin utilizar el *doppler* color (véase la figura 5).

3.3   Procedimiento de biopsia

La aguja de biopsia se compone de una aguja especial ecogénica de 22 G de diámetro más un fiador y está alojada en una vaina flexible. Ambas pueden moverse independientemente, una de la otra, en relación con el ecobroncoscopio.

Se instala en primer lugar una válvula adaptadora a la entrada del canal de biopsia del ecobroncoscopio. Posteriormente, se introduce la aguja por el canal de biopsia y se visualiza, a través de la imagen endoscópica, la punta de su envoltura, lo que nos garantiza no puncionar el canal de biopsia. A continuación, se punciona la imagen y, una vez visualizada la aguja dentro de la adenopatía, se moviliza dos o tres veces el fiador para desalojar el epitelio bronquial que haya podido quedar residualmente en la aguja, retirándose después. Luego se coloca una jeringa de 20 cc con presión negativa y se realiza un movimiento de vaivén (desde dentro hacia fuera) de cinco a diez veces, visualizándose dicha acción por medio de la imagen ecográfica. Finalmente, se retira la jeringa de aspiración y se extrae la aguja de biopsia (véase la figura 6). La presencia de un anatomopatólogo durante la exploración es fundamental para valorar la calidad de las muestras obtenidas y realizar el diagnóstico citológico. La sensibilidad y rentabilidad diagnóstica es elevada después de dos punciones con muestra representativa para cada ganglio.[6]

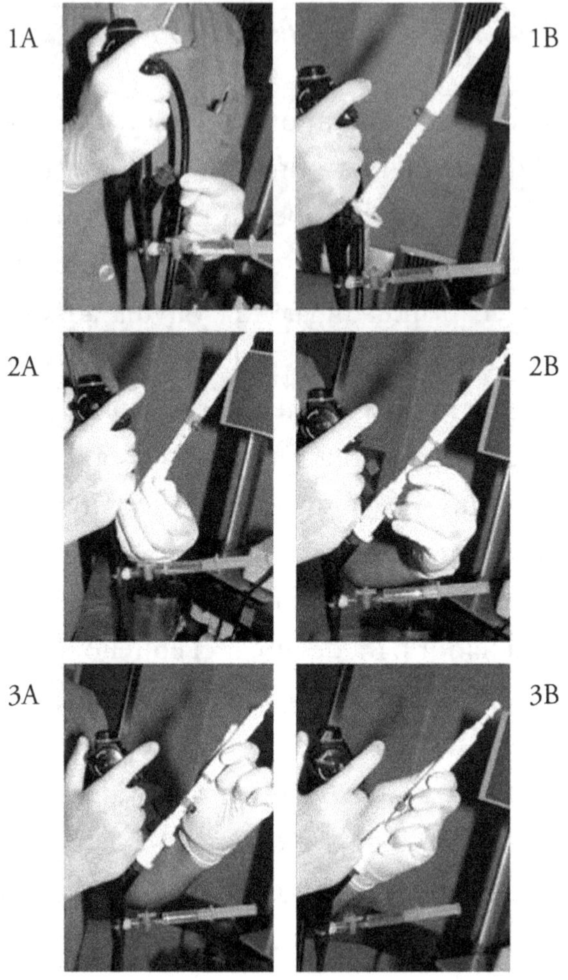

Figura 6. 1A) Colocación de la válvula de adaptación a la entrada del canal de biopsia. 1B) Enclavamiento de la aguja de biopsia en dicha válvula. 2A) Botón ajustador de la vaina de la aguja que nos asegura, una vez vista la punta de su envoltura y gracias a la imagen endoscópica, no puncionar el canal de biopsia. 2B) Botón ajustador de aguja que servirá para fijar la profundidad de penetración de la misma. 3A) Realización de la punción. 3B) Movimientos de vaivén (de dentro a fuera).

4 Complicaciones

La CP-EBUS es considerada una técnica segura. No se han descrito casos mortales relacionados con este procedimiento. Los eventos adversos más frecuentes son los derivados de la sedación del paciente (depresión respiratoria) y el sangrado *minor* autolimitado. Otros síntomas descritos como la tos y opresión torácica tienen lugar durante o posteriormente a la realización de la prueba y son de carácter transitorio. Un riesgo a tener en cuenta es la punción/perforación del canal de trabajo, realizada por el propio endoscopista durante el desarrollo de la técnica, lo que puede evitarse si el profesional tiene cuidado durante la introducción y extracción de la aguja.

Bibliografía

1. Agustí C. Mediastinoscopia: ¿una especie en peligro de extinción? Arch Bronconeumol 2007; 43: 475-76.
2. Varela L. Ultrasonografía endobronquial con aspiración transbronquial con aguja (USEB-ATBA) en la estadificación de nódulos linfáticos. Axencia de Avaluación de Tecnoloxías Sanitarias de Galicia. Enero 2007.
3. Detterbeck FC, DeCamp MM Jr, Kohman LJ *et al*. American College of Chest Physicians. Lung cancer. Invasive staging: the guidelines. Chest 2003; 123: 167S-75S.
4. Herth FJ, Eberhardt R, Vilmann P *et al*. Real-time endobronchial ultrasound guided transbronchial needle aspiration for sampling mediastinal lymph nodes. Thorax 2006; 61: 795-98.

5. David C. Endobronchial ultrasound (EBUS) biopsy of mediastinal lymph nodes. Thoracic Techniques. The Cardiothoracic Surgery Network. http://www.cts-net.org/sections/clinicalresources/thoracic/expert_tech-40.html (25-jul-2008).

6. Lee HS, Lee GK, Lee HS *et al*. Real-time endobronchial ultrasound-guided transbronchial needle aspiration in mediastinal staging of non-small cell lung cancer how many aspirations per target lymph node station? Chest 2008; 134: 368-74.

Capítulo 5

Ecobroncoscopia radial. Diagnóstico del nódulo pulmonar solitario

ALBERT SÁNCHEZ, VÍCTOR CURULL

1   El nódulo pulmonar solitario

Se entiende por nódulo pulmonar solitario (NPS) aquella opacidad nodular u ovalada de tamaño inferior a tres centímetros rodeada de parénquima pulmonar y que no se asocia a adenopatía, atelectasia o neumonía. El NPS se detecta en un 0,2 % de las radiografías de tórax (véase la figura 1). Las lesiones mayores de 3 cm se denominan masas y se asocian a mayor probabilidad de malignidad.

Al analizar las causas de NPS, encontramos que entre un 40-50 % resultan ser malignos, y de ellos, el 75 % corresponden a carcinomas broncogénicos. El 50-60 % restante de los NPS suelen ser lesiones benignas, de las cuales el 80 % son procesos inflamatorios y la mayor parte de ellos son granulomas asociados a tuberculosis o enfermedades micóticas. Los hamartomas son la tercera causa global de NPS tras los granulomas y el cáncer. Los tumores metastásicos extrapulmonares representan entre un 10-30 % de

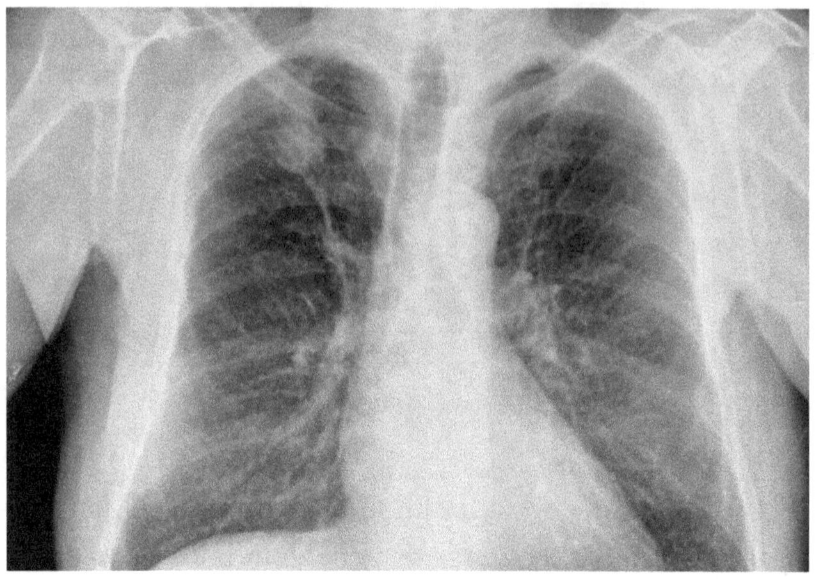

Figura 1. Rx de tórax: nódulo pulmonar solitario en el lóbulo superior derecho.

los nódulos malignos resecados. Los más frecuentes son las metástasis de carcinomas escamosos de cabeza y cuello, adenocarcinomas de mama, riñón, colon, sarcomas y melanomas.

La importancia del estudio del NPS radica en la posibilidad de establecer un diagnóstico temprano cuando se trate de un carcinoma broncogénico. En pacientes a los que se ha resecado un NPS maligno la supervivencia puede ser mayor del 80 % a los cinco años, mientras que la tasa de supervivencia a los cinco años entre quienes tienen una enfermedad maligna avanzada es inferior al 5 %.

La tomografía computerizada (TC) torácica con contraste endovenoso (véase la figura 2) es la técnica de elección para el estudio de los nódulos pulmonares y debería realizarse en todo nuevo nódulo detectado en la radiografía de tórax. Esta exploración nos permite caracterizar los nódulos y, especialmente, definir algunos de ellos como benignos, pudiendo así abandonar el estudio evolutivo o invasivo de dichas lesiones. La TC puede detectar nódulos que no presentan densidad de partes blandas. Éstos pueden ser de vidrio deslustrado (no sólidos) o mixtos y presentar densidad de vidrio deslustrado con partes sólidas en su interior (semisólidos). Estudios recientes demuestran que los nódulos semisólidos presentan una mayor probabilidad de ser malignos (63 % frente al 7 % de los nódulos sólidos) según Henschke *et al*.[1] Estas lesiones, cuando son

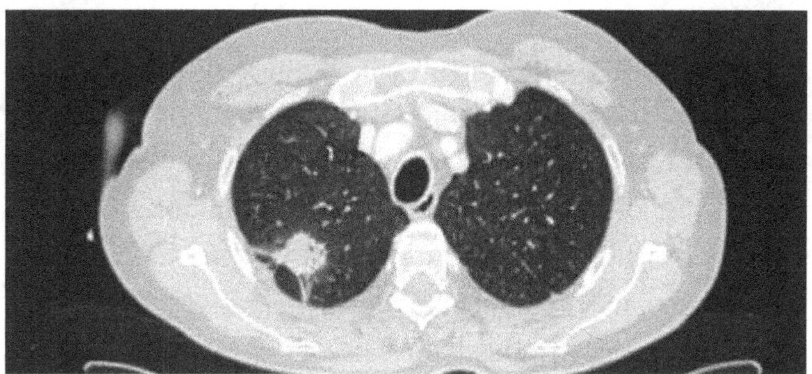

Figura 2. TC de tórax (corte axial): nódulo pulmonar solitario en el lóbulo superior derecho.

malignas, corresponden a neoplasias más indolentes, siendo la mayoría de ellas carcinomas bronquioloalveolares en estadio I.

Un tema controvertido es el de la utilidad de la TC para el cribado de la neoplasia pulmonar. En este sentido, se ha demostrado que existe una mayor probabilidad de encontrar un falso positivo en el estudio inicial que en los siguientes. Asimismo, una TC de tórax realizada a un individuo sin sintomatología respiratoria tiene la misma probabilidad de presentar un nódulo (23 %) y, también, la misma proporción de cáncer de pulmón (12 %) que en los estudios de cribado poblacional.[2]

En los últimos años, la tomografía por emisión de positrones (PET, en siglas inglesas) ha emergido como una herramienta útil en el proceso diagnóstico del NPS. La combinación de la TC/PET presenta una sensibilidad del 96,8 %; una especificidad del 77,8 %, para detectar malignidad en un NPS; una sensibilidad del 96 % y una especificidad del 88 % para las lesiones benignas. No obstante, su resolución espacial es de 7-8 mm, por lo que no está recomendado su uso en lesiones de tamaño inferior al centímetro. Los tumores carcinoides y el carcinoma bronquioloalveolar son frecuentes falsos negativos de la PET. Los falsos positivos más habituales son procesos de etiología infecciosa o inflamatoria (tuberculosis, histoplasmosis y nódulos reumatoideos).

La broncoscopia se ha utilizado en los últimos treinta años para el estudio de las lesiones pulmonares periféricas (véase la tabla 1). La precisión diagnóstica para este tipo de lesiones con el uso de la fibrobroncoscopia guiada por fluoroscopia oscila entre el 14 y el 71 % dependiendo de las series, en comparación con la fibrobroncoscopia sin fluoroscopia cuyo rendimiento es muy inferior. Entre los factores que potencialmente limitan el rendimiento de esta técnica se encuentran la localización y, especialmente, el tamaño de la lesión, ya que con NPS inferiores a dos centímetros se obtienen unos resultados muy deficientes, del orden del 11-42 %. Es por este motivo que a menudo se recurre a la punción aspirativa transtorácica (PAAF) o a la biopsia transtorácica o percutánea, con una precisión diagnóstica del 76-97 %, pero que no están exentas de complicaciones, como es el caso del neumotórax, descrito en el 23-38 % de las exploraciones, y la hemorragia pulmonar. La sensibilidad de la PAAF para malignidad es del 86 % y su especificidad del 98,8 %. La sensibilidad disminuye hasta el 50 % en nódulos de 5-7 mm. La PAAF muestra una especificidad para la benignidad de sólo el 12 % en la mayoría de las series. La biopsia percutánea en lesiones benignas aumenta la especificidad hasta el 75 %, por lo que está indicada en lesiones en las que se precise demostrar su benignidad, y también en aquellas lesiones malignas en las que de una mejor tipificación histológica,

Autor	Técnica para la localización de la lesión	Técnica diagnóstica	Tamaño de las lesiones (n.º de pacientes)	Rendimiento %
Herth *et al.* (2002)	Fluoroscopia	Biopsia transbronquial	< 30 mm (n = 21)	57
Herth *et al.* (2002)	Fluoroscopia + EBUSr	Biopsia transbronquial	< 30 mm (n = 21)	80
Kurimoto *et al.* (2004)	Fluoroscopia + EBUSr	Cepillado/Biopsia transbronquial, con guía	< 20 mm (n = 81)	73
Kikuchi *et al.* (2004)	Fluoroscopia + EBUSr	Cepillado/Biopsia transbronquial, con guía	< 30 mm (n = 24)	58
Gildea *et al.* (2006)	Fluoroscopia + Navegación Electromagnética	Cepillado/Biopsia transbronquial	< 20 mm (n = 31)	74
Eberhardt *et al.* (2007)	Navegación Electromagnética + EBUSr	Biopsia transbronquial	< 20 mm (n = 10)	90

Tabla 1. Estudios que analizan el rendimiento de las diferentes técnicas broncoscópicas empleadas para el diagnóstico de lesiones pulmonares periféricas.

mediante técnicas inmunohistoquímicas, se deriven cambios terapéuticos.

2　La ultrasonografía endobronquial radial

La ultrasonografía endobronquial (EBUS, en siglas inglesas) radial es una modalidad que se empezó a utilizar en la práctica clínica a principios de 1990 y se caracteriza por ofrecer una detallada imagen de la pared bronquial y de las estructuras que se encuentran adyacentes.[3,4,5]

La EBUS radial consiste en una minisonda ecográfica con una frecuencia de 20 MHz que, introducida por el canal de trabajo del broncoscopio, proporciona una imagen ecográfica de 360º. Permite evaluar el grado de infiltración tumoral a nivel de la vía aérea, lo que garantiza su utilidad tanto para el estudio de las lesiones precancerosas, como para definir mejor el grado de afectación en los estadios más avanzados de la neoplasia pulmonar. Asimismo, permite la localización de adenopatías mediastínicas y se ha demostrado que incrementa el rendimiento de la punción aspirativa transbronquial (PATb), en la estadificación del mediastino en el cáncer de pulmón.[3,4,5]

La PATb convencional es una técnica broncoscópica que permite la obtención de muestras citológicas e histológicas de lesiones adyacentes al árbol traqueobronquial. Existe, no obstante, una gran variabilidad en su rendimiento, con sensibilidades que oscilan entre el 37 y el 72 % y una especificidad cercana al 100 %. La variabilidad en la sensibilidad de la PATb es debida, en buena parte, al hecho de que la punción-aspiración se lleva a cabo a ciegas, sólo con las imágenes de la TC para decidir el punto exacto de punción. En este sentido, la ultrasonografía endobronquial radial es una técnica que combina la visualización endoscópica con la ultrasonografía de alta frecuencia. Esto permite obtener una imagen ecográfica de la pared bronquial con sus diferentes capas, y también del mediastino y las estructuras adyacentes al bronquio. Todo ello facilita, por ejemplo, la localización de las adenopatías a puncionar mediante la PATb. Se han publicado estudios donde la sensibilidad reportada para la PATb guiada con EBUS radial oscila entre el 67 y 85 %, con una precisión diagnóstica entre el 86 y 89 %.[4,5] Sin embargo, para otros autores el rendimiento diagnóstico de la EBUS radial para el diagnóstico de adenopatías mediastínicas es inferior, pero confirma su incremento en ciertas localizaciones.[6]

En lo que respecta al estudio de las lesiones pulmonares periféricas, los nódulos y masas pulmonares presentan una textura hipoecoica cuando se comparan con el tejido pulmonar circundante, que refleja completamente la señal del ultrasonido, y presentan unos bordes extremadamente definidos, debido al fuerte reflejo interfase producido entre el pulmón aireado y las lesiones. En este sentido, algunos estudios recientes sugieren que la ultrasonografía endobronquial radial puede sustituir a la fluoroscopia para localizar y dirigir la toma de biopsias en el estudio de nódulos y lesiones pulmonares periféricas en general.

Herth *et al.*[7] en uno de los primeros estudios prospectivos, aleatorizados, realizados para demostrar la utilidad de la ecografía endobronquial radial en el estudio de lesiones pulmonares periféricas comparó el rendimiento de la biopsia transbronquial guiada por EBUS radial con la guiada por fluoroscopia. Mientras que para lesiones superiores a 3 cm no existían diferencias significativas en cuanto al rendimiento de ambas técnicas (89 % para la fluoroscopia y 79 % para la EBUS radial), éste sí aumentaba cuando la lesión medía menos de 3 cm (57 % para la fluoroscopia y 89 % para la EBUS radial). El tiempo necesario para localizar la lesión mediante EBUS radial era de 6 minutos y se considera que la curva de aprendizaje de esta técnica es de unas 40-50 exploraciones. Los autores demostraron que podía reducirse el tiempo de fluoroscopia y en este mismo trabajo planteaban la posibilidad de prescindir de ella, que no olvidemos supone una exposición a radiación para el paciente y el personal sanitario.

Un aspecto novedoso fue introducido por Kurimoto *et al.*[8] al analizar las imágenes obtenidas mediante ultrasonografía endobronquial con el objetivo de distinguir entre proceso benigno o maligno, identificando el tipo de cáncer de pulmón, y determinando el grado de diferenciación a partir de su ecoestructura: patrón de homogeneidad, grado de ecogenicidad y existencia de vasos sanguíneos.

Los primeros en utilizar el transductor recubierto (TR) como guía para la toma de biopsias transbronquiales y citología de cepillado bronquial para el diagnóstico de las lesiones pulmonares periféricas fueron Kikuchi *et al.*[9] La sonda ecográfica se insertaba en un TR y éste pasaba a través del canal de trabajo del fibrobroncoscopio. La ultrasonografía

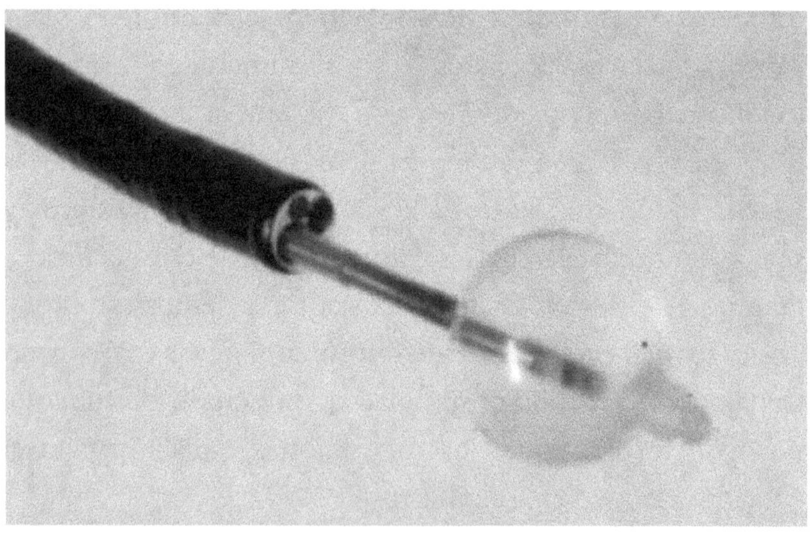

Figura 3. Minisonda ecográfica con catéter-balón hinchado con suero fisiológico que se ha insertado a través del canal de trabajo de 2,8 mm del fibrobroncoscopio.

y la fluoroscopia confirmaban que la sonda y el TR habían alcanzado la lesión. Después de su localización por medio de la imagen obtenida mediante EBUS radial, se retiraba la sonda y el TR permanecía en la lesión, pasando a través de él un fórceps para biopsia y un cepillo bronquial para realizar los exámenes citopatológicos. Cuando ésta no se localizaba mediante EBUS radial, se insertaba una cureta articulada en el TR y se seleccionaba el bronquio apropiado manipulando la cureta. Mediante este sistema se pudieron visualizar con EBUS radial un 79 % de las lesiones, siendo posible diagnosticar un 58 % del total. Kurimoto *et al.*[10] utilizaron una guía fabricada y comercializada para este propósito, con unas características muy similares, consiguiendo un rendimiento del 73 % en lesiones con un tamaño inferior a los 20 mm.

En la actualidad existen comercializados dos tipos de minisonda radial:[3]

a) Minisonda radial, con una frecuencia de 20 MHz, recubierta por un catéter que contiene un balón hinchable en su extremo distal (véase la figura 3). Se utiliza para el estudio de la vía aérea central y para el diagnóstico de lesiones pulmonares periféricas. El balón hinchado con suero fisiológico optimiza el contacto entre la minisonda ecográfica y la pared del bronquio permitiendo la visualización de

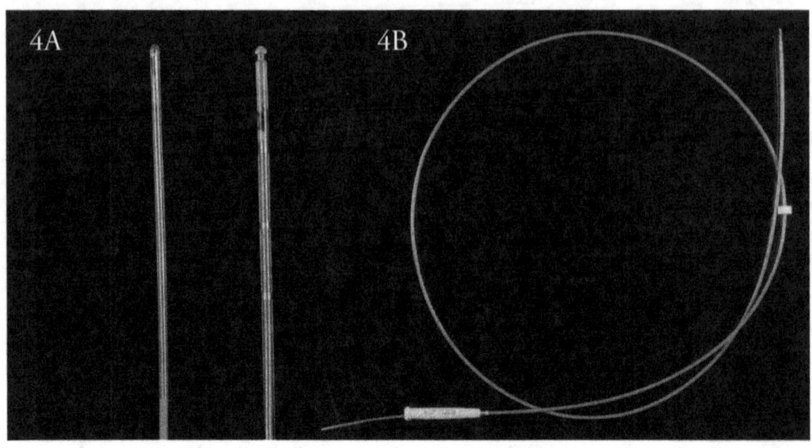

Figura 4. 4A) ultraminisonda, con un diámetro de 1,4 mm y minisonda ecográfica, con un diámetro de 2,6 mm. 4B) ultraminisonda ecográfica en el interior de la guía, con un diámetro de 2 mm.

las diferentes capas (cinco o siete, dependiendo de los autores) de la pared bronquial y las estructuras que se encuentran a su alrededor (grandes vasos, ganglios linfáticos, esófago...). Su diámetro externo es de 2,6 mm, por lo que puede introducirse por un canal de trabajo de 2,8 mm. La penetración de los ultrasonidos, determinada por la frecuencia de 20 MHz, es de aproximadamente unos 5 cm. El principal inconveniente de esta sonda es que, por su tamaño y relativa rigidez, el acceso a algunas lesiones no siempre es posible, en especial las localizadas en segmentos apicales y posteriores de los lóbulos superiores.

b) Ultraminisonda radial, con una frecuencia también de 20 MHz. Se ha diseñado específicamente para el estudio de lesiones pulmonares periféricas. Su diámetro externo es de 1,4 mm (véase la figura 4A). Se introduce en una guía y ésta, a su vez, en el canal de trabajo del fibrobroncoscopio (véase la figura 4B). La guía, con la sonda ecográfica en su interior, puede avanzar a través de los bronquios segmentarios hasta localizar la lesión (véase la figura 5). Una vez identificada, se retira la sonda ecográfica y se realizan las técnicas para la obtención de muestras (cepillado bronquial y biopsias) a través de la guía que permanece en

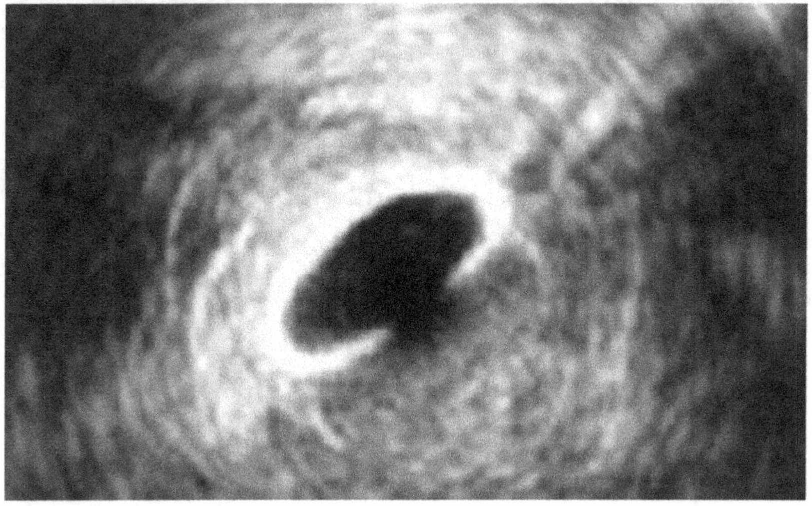

Figura 5. Imagen ecográfica de la lesión periférica obtenida mediante ultraminisonda radial de 20 MHz.

el lugar donde se ha localizado previamente la lesión por ultrasonografía.

3   La ultrasonografía endobronquial radial y el sistema de navegación electromagnética

Recientemente, se ha comercializado un sistema de navegación electromagnética para la localización de lesiones pulmonares periféricas con un rendimiento diagnóstico, según las series, que oscila entre el 69 y el 74 %.[11] El sistema de navegación electromagnética (NE) es un dispositivo de localización guiado por imagen que asiste a los accesorios endobronquiales (fórceps de biopsia, cepillo y aguja para aspiración transbronquial) en alcanzar las áreas deseadas del pulmón. Está basado en la broncoscopia virtual y en imágenes tridimensionales en tiempo real obtenidas por TC. Un reciente estudio de Eberhardt *et al.*[12] demuestra que la combinación de navegación electromagnética y ultrasonografía endobronquial radial incrementa, significativamente, el rendimiento diagnóstico hasta el 88 %, comparado con la EBUS radial (69 %) o la NE únicamente (59 %).

El elevado coste de la NE y las limitaciones técnicas inherentes a esta nueva tecnología hacen que, hoy por hoy, no pueda definirse con exactitud el lugar exacto de la misma en el algoritmo diagnóstico de las lesiones pulmonares periféricas.

4   Conclusiones

La ultrasonografía endobronquial radial es un instrumento útil para incrementar el rendimiento de la fibrobroncoscopia en el diagnóstico de las lesiones pulmonares periféricas. A la vez, puede sustituir a técnicas ya existentes como la fluoroscopia e incluso servir de apoyo a otras tecnologías más novedosas como la navegación electromagnética.

Bibliografía

1. Libby DM, Smith JP, Altorki NK *et al*. Managing the small pulmonary nodule discovered by CT. Chest 2004; 125: 1522-529.

2. Henschke C, Yankelevitz DF, Libby DM *et al*. Survival of patients with stage I lung cancer detected on CT screening. N Engl J Med 2006; 355: 1763-771.

3. Yasufuku K, Nakajima T, Chiyo M *et al*. Endobronchial ultrasonography: Current status and future directions. J Torca Oncol 2007; 2: 970-79.

4. Herth FJ, Becker HD, Ernst A. Conventional *versus* endobronchial ultrasound-guided transbronchial needle aspiration: a randomized trial. Chest 2004; 125: 322-25.

5. Herth FJ, Becker HD, Ernst A. Ultrasound-guided transbronchial needle aspiration: an experience in 242 patients. Chest 2003; 123: 604-07.

6. Sánchez-Font A, Curull V, Vollmer I *et al*. Utilidad de la punción aspirativa transbronquial guiada con ultrasonografía endobronquial radial (USEBr) para el diagnóstico de adenopatías mediastínicas. Arch Bronconeumol (en prensa).

7. Herth FJF, Ernst A, Becker HD. Endobronchial ultrasound-guided transbronchial

lung biopsy in solitary pulmonary nodules and peripheral lesions. Eur Respir J 2002; 20: 972-74.

8. Kurimoto N, Murayama M, Yoshioka S *et al*. Analysis of the internal structure of peripheral pulmonary lesions using endobronchial ultrasonography. Chest 2002; 122:1887-894.

9. Kikuchi E, Yamazaki K, Sukoh N *et al*. Endobronchial ultrasonography with guide-sheath for peripheral pulmonary lesions. Eur Respir J 2004; 24: 533-37.

10. Kurimoto N, Miyazawa T, Okimasa S *et al*. Endobronchial ultrasonography using a guide sheath increases the ability to diagnose peripheral pulmonary lesions endoscopically. Chest 2004; 126: 959-65.

11. Gildea TR, Mazzone PJ, Karnak D *et al*. Electromagnetic navigation diagnostic bronchoscopy: a prospective study. Am J Respir Crit Care Med 2006; 174: 982-89.

12. Eberhardt R, Anantham D, Ernst A *et al*. Multimodality bronchoscopic diagnosis of peripheral lung lesions. A randomised controlled trial. Am J Respir Crit Care Med 2007; 176: 36-41.

Capítulo 6

Ecoendoscopia digestiva en la valoración de la patología del mediastino: técnica, rendimiento y limitaciones

Joan B. Gornals

1 Introducción

La utilización de la ecoendoscopia o ultrasonografía endoscópica (USE) en el estudio del mediastino data del año 1991;[1] pero no fue hasta 1995[2] cuando se realizó la primera punción aspirativa con aguja fina (PAAF), guiada por ecoendoscopia. Por la incidencia del cáncer de pulmón, la punción de ganglios mediastínicos, visualizados por USE en el estudio de extensión de esta patología, es la indicación más frecuente de USE-PAAF en Estados Unidos, por delante del cáncer de esófago, páncreas o recto.

Las indicaciones habituales en el estudio de patología del mediastino mediante ecoendoscopia digestiva son:

- El estudio de extensión del cáncer de pulmón no microcítico.
- Estudio de extensión ganglionar del cáncer de esófago.
- Metástasis de cáncer extratorácico: riñón, mama, colon.

- Linfoma: realización de citometría flujo e immuno-histoquímica.
- Tumores neurogénicos.
- Ganglios reactivos.
- Enfermedad granulomatosa: sarcoidosis, tuberculosis, histoplasmosis.
- Quistes de duplicación broncogénico o esofágico.
- Abscesos mediastínicos/mediastinitis.

Existen dos tipos de ecoendoscopios: radial y sectorial (lineal o de punción).

- El sistema radial proporciona imágenes de 360 grados de los órganos adyacentes al esófago, obtiene unos cortes perpendiculares a la caña del tubo similares a las imágenes de la tomografía computerizada y no permite la práctica de punciones guiadas (véase la figura 1.1).
- El sectorial permite obtener cortes sagitales de 180 grados, paralelos a la caña del tubo y la imagen obtenida permite visualizar el trayecto de la aguja durante una punción (véase la figura 1.2).

En el caso del estudio de extensión del cáncer de pulmón con USE, no se limitará en la punción de ganglios mediastínicos y se deberá definir si son N2 (mediastino homolateral a la lesión) o N3 (mediastino contralateral) con el

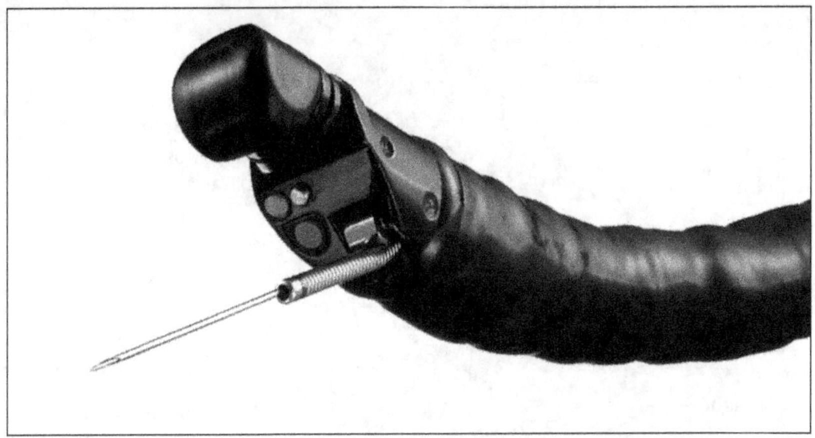

Figura 1.1. Imagen de un ecoendoscopio lineal o sectorial. Los cortes ecográficos obtenidos son paralelos a la caña del tubo, lo cual permite la visualización de la aguja durante una punción. Modelo Olympus GF UCT140-AL5.

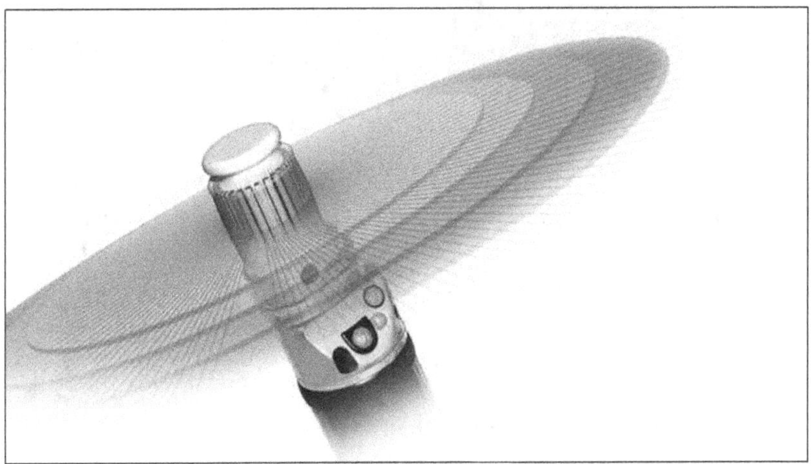

Figura 1.2. Gráfico de la punta de un ecoendoscopio radial. Los cortes ecográficos son perpendiculares a la caña del tubo, por lo que no es posible la realización de punciones guiadas. Modelo Olympus GF UE160-AL5.

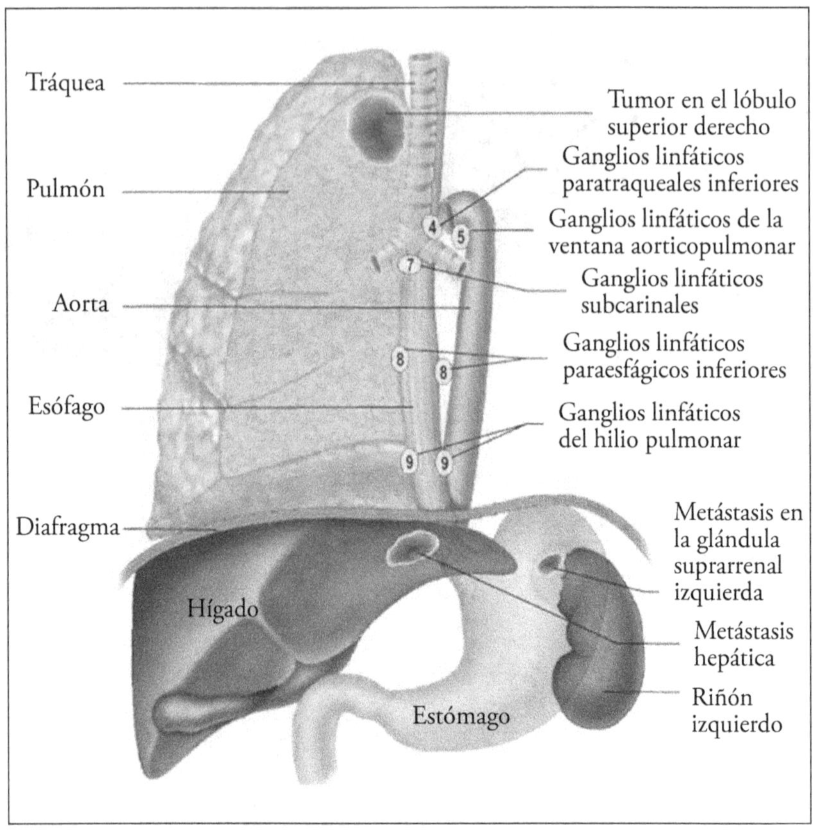

Figura 2. Esquema de los diferentes puntos anatómicos al alcance de un ecoendoscopio lineal, en el estudio de extensión del cáncer de pulmón no microcítico.

correspondiente impacto clínico en el manejo del paciente (véase la figura 2). Si la lesión primaria pulmonar (T) se encuentra próxima al tramo esofágico se puede puncionar, siempre que esto interese para el estudio (véanse las figuras 3.1 y 3.2). Con el ecoendoscopio radial y lineal es posible

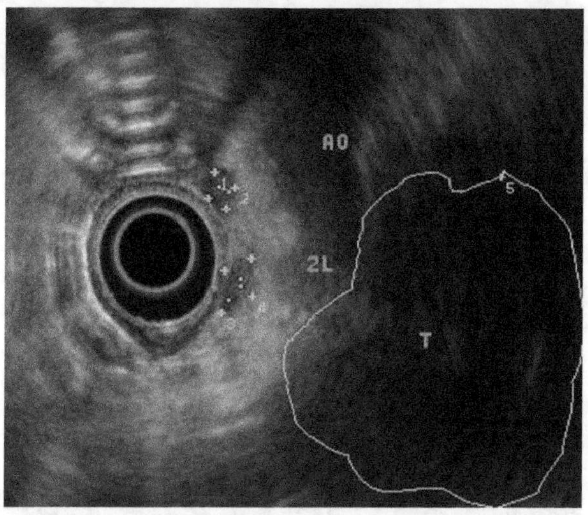

Figura 3.1. Imagen con ecoendoscopio radial. Tumoración pulmonar en mediastino izquierdo. Punta del ecoendoscopio en esófago torácico alto. La tráquea se identifica por las líneas hiperecogénicas anteriores al esófago.

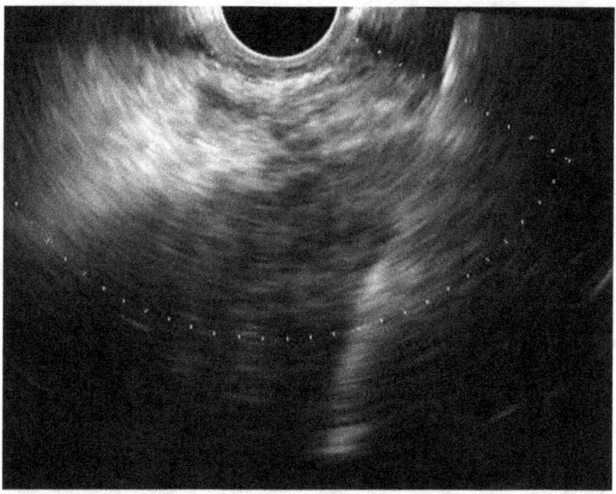

Figura 3.2. La punción aspirativa transesofágica guiada por ecoendoscopia confirmó la sospecha de un adenocarcinoma.

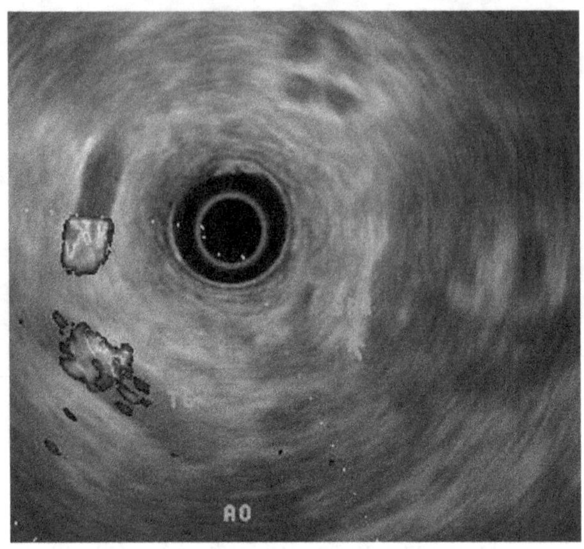

*Figura 4.1. Glándula suprarrenal izquierda de aspecto normal, justo
a la izquierda del tronco celíaco y cerca del riñón izquierdo, observada
mediante un ecoendoscopio radial.*

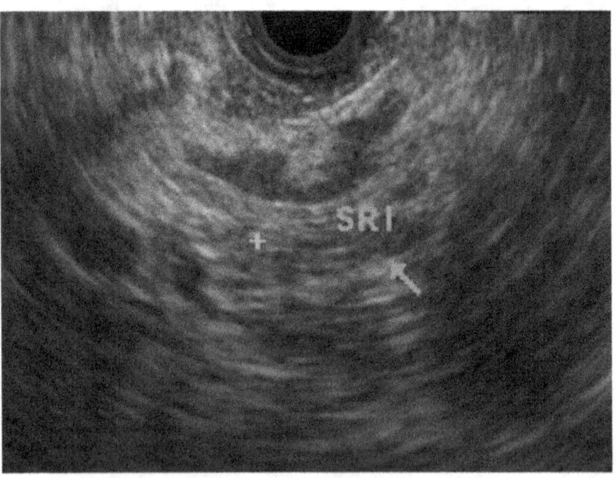

Figura 4.2. Misma glándula suprarrenal izquierda con el sectorial.

localizar la glándula suprarrenal izquierda a la izquierda del tronco celíaco, como se observa en las figuras 4.1 y 4.2. En caso de lesiones metastásicas a distancia (M) en la glándula suprarrenal izquierda, se puede puncionar desde la cavidad gástrica; mientras que la glándula suprarrenal derecha puede recibir una punción transduodenal.

Este tipo de ecoendoscopios tienen un diámetro de 12-13 mm, por lo que permiten la introducción por su canal de trabajo de agujas más gruesas que un ecobroncoscopio. En el mercado existen varias marcas comerciales que aportan algunas diferencias (ergonomía, calidad de imagen de la aguja…). El diámetro de aguja más habitual es de 22 gauges (véase la figura 5.1) aunque también existen agujas más finas (25 gauges), más gruesas (19 gauges) y una aguja Trucut (véase la figura 5.2) que permite la obtención de histología, como por ejemplo, en algunos casos de sospecha de linfoma.

2   Técnica

La sistemática de estudio dependerá de la experiencia del ecoendoscopista con los diferentes tipos de estudio. Algunos especialistas comienzan el examen con un ecoendoscopio radial y luego continúan el estudio con un sectorial; en cambio, otros introducen directamente el lineal o sectorial.

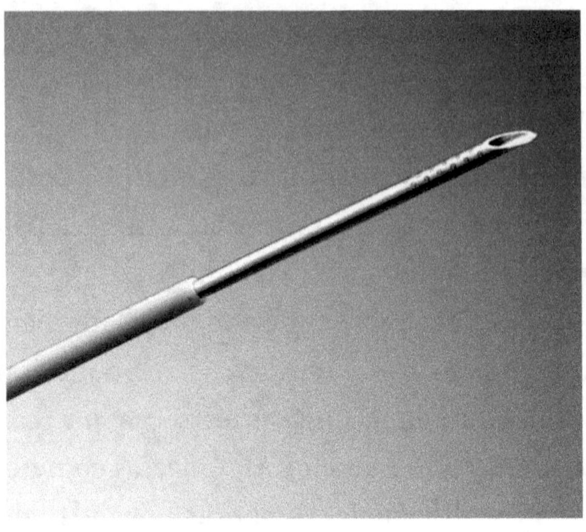

Figura 5.1. Aguja de 22 gauges para la práctica de PAAF guiada por USE (Olympus NA-200H-8022).

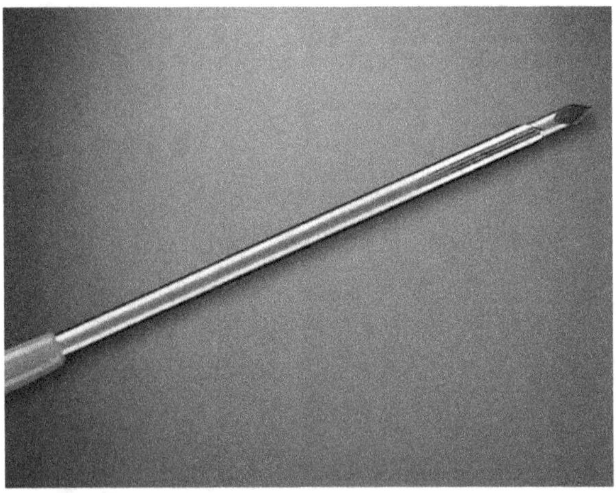

Figura 5.2. Aguja Trucut de 19 gauges para la práctica de biopsias (Quick-Core®; Cook Medical).

Está descrito que con la primera opción, la detección de número de ganglios mediastínicos es más elevada.

Para el estudio de los ganglios mediastínicos, se sigue la clasificación establecida por la American Thoracic Society. Los ganglios linfáticos que se buscan, habitualmente, se encuentran en la ventana aortopulmonar (región 5), área subcarinal (región 7), área paraesofágica (región 8), adyacentes al ligamento pulmonar inferior (región 9), paratraqueales bajos (región 4) y altos (región 2).

Se han creado dos estaciones para crear una sistemática de estudio durante el procedimiento con el ecoendoscopio lineal y así facilitar la orientación anatómica en caso de perder las referencias. Se puede iniciar la exploración a nivel distal (unión gastroesofágica), retirando el tubo en dirección craneal.

- *Ventana aortopulmonar:* para identificar la región 5 (ventana aortopulmonar) se debe desplazar el ecoendoscopio a nivel distal y rotar el tubo hacia la cara posterior hasta identificar un corte longitudinal de la aorta torácica. Se inicia la retirada del tubo siguiendo la aorta hasta el arco aórtico y, posteriormente, se avanza 1-2 cm, girando el tubo 90 grados en el sentido de las agujas del reloj y elevando la punta. El espacio entre la aorta y la arteria pulmonar izquierda corresponde a la región 4 L (paratraqueal izquierdo bajo)/5 (ventana

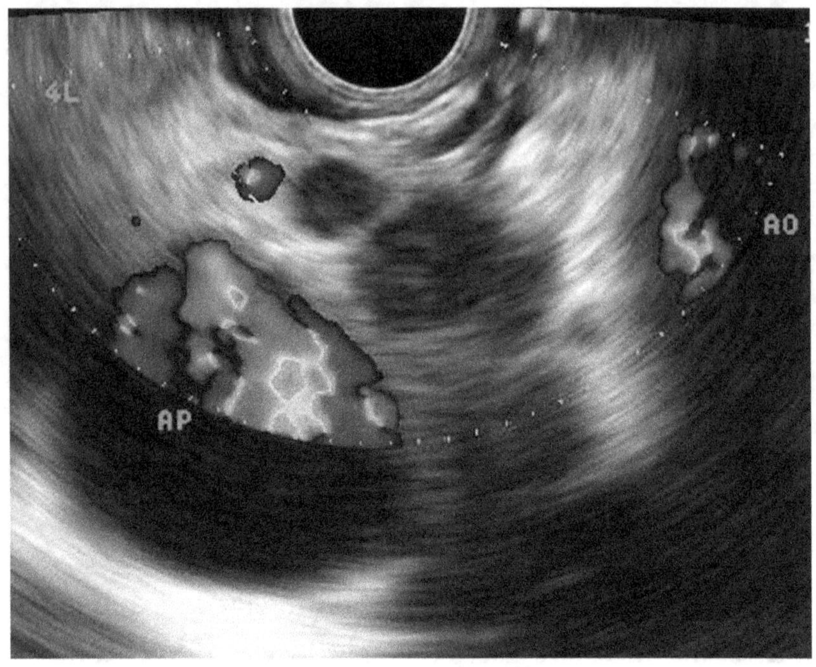

*Figura 6. Espacio paratraqueal izquierdo bajo (4L) delimitado por
la pared esofágica y la arteria pulmonar izquierda; vemos, también, la
ventana aortopulmonar (5), entre la arteria pulmonar izquierda y la aorta
(cayado aórtico). Se identifican tres adenopatías que fueron positivas
a adenocarcinoma con una PAAF guiada por USE.*

aortopulmonar). La ventana suele encontrarse a unos
23-25 cm de los incisivos (véase la figura 6).

– *Espacio subcarinal:* se identifica a unos 25-30 cm de
arcada dentaria. Para su exploración, se localiza la
aorta en la unión gastroesofágica (cara posterior) y se
rota el tubo 180° (giro hacia cara anterior) mientras
se retrocede hasta que se visualiza la aurícula izquier-

da. Retirando lentamente el tubo, se identificará otra estructura vascular que corresponde al tronco de la arteria pulmonar derecha. El espacio entre el transductor y las dos cavidades (aurícula izquierda y tronco de la arteria pulmonar) es la región subcarinal (véase la figura 7). Anteriormente, se puede identificar la aorta ascendente. Retirando más el tubo, por encima de 25 cm de arcada dentaria, se identifican varias líneas hiperecogénicas que corresponden al aire intraqueal.

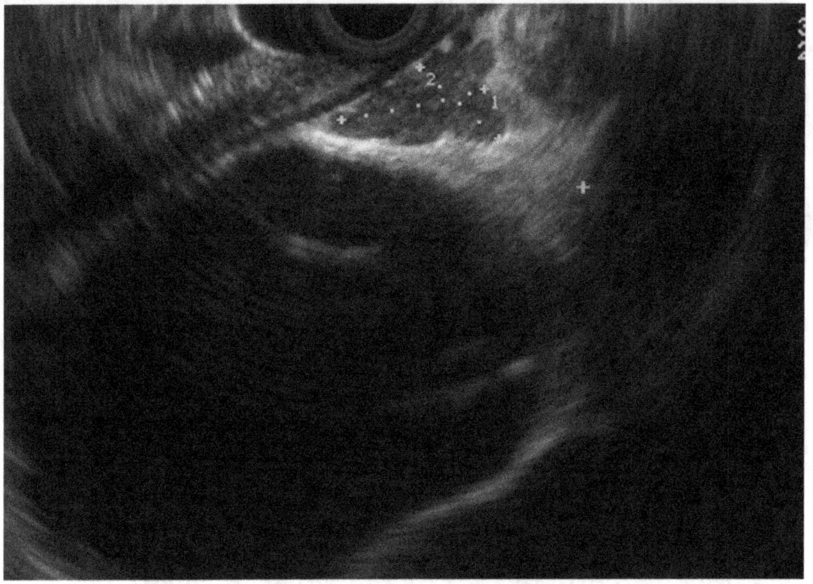

Figura 7. Región subcarinal localizada entre la aurícula izquierda (cavidad anecoica de mayor tamaño) y el tronco de la arteria pulmonar (cavidad anecoica de menor tamaño, a la derecha de la imagen). Se localiza un ganglio subcarinal de aspecto inespecífico.

3   Rendimiento

La imagen ecoendoscópica de los ganglios mediastínicos presenta una sensibilidad menor (78 %) que la práctica de la PAAF. Aun así, se han definido cuatro signos (hipoecoico; con márgenes bien definidos; mayor de 1 cm o redondo) para ayudar a seleccionar los ganglios sospechosos de los inespecíficos (véanse las figuras 8.1 y 8.2). La PAAF guiada por USE de los ganglios mediastínicos en el estudio de extensión del cáncer de pulmón no microcítico tiene una sensibilidad del 94 % y especificidad del 99,5 %.[3] Pero, según la European Association for Cardiothoracic Surgery,[4] algunos valores predictivos negativos son bajos, lo que implica que si la PAAF es negativa, debe implementarse un método de estadificación quirúrgica; no obstante, si son positivas para cáncer, el resultado determina que la prueba sea válida para diferenciar un estadio N2 o N3.

El rendimiento de este tipo de punciones depende de la presencia de un citopatólogo durante la punción. Su valoración *in situ* mediante técnicas de tinción rápidas (como por ejemplo: Diff-Quik) determinará si el material es suficiente o insuficiente y permitirá establecer un diagnóstico definitivo con otra técnica (como el Papanicolau).

Respecto a la comparación con otras pruebas de imagen, la tomografía computerizada (TC) tiene una sensibilidad y especificidad limitadas (51 % y 85 %, respectivamente)

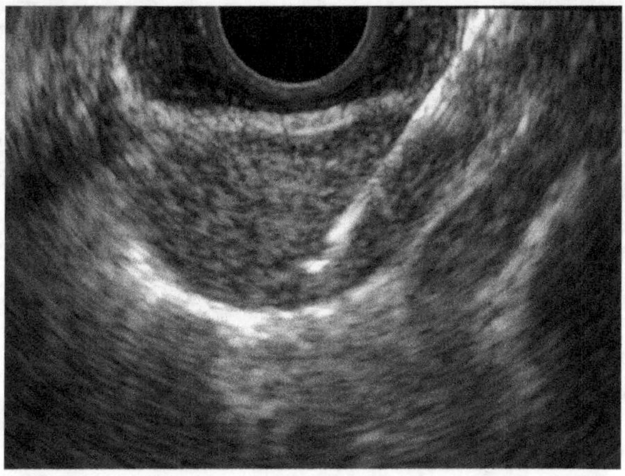

Figura 8.1. Ganglio mediastínico de aspecto inespecífico que fue negativo a células malignas después de tres punciones guiadas por USE.

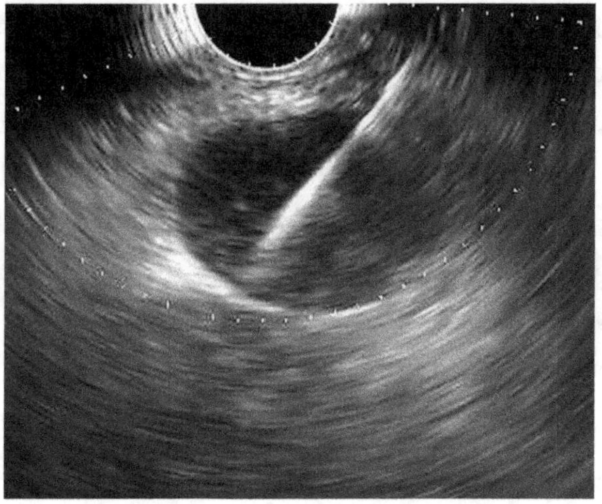

Figura 8.2. Adenopatía mediastínica de aspecto sospechoso. Su malignidad se confirmó con la práctica de una PAAF guiada por USE.

en el estudio de los ganglios mediastínicos. Estos datos se explican, sobre todo, por el tamaño de los ganglios, ya que los inferiores a 1 cm, son definidos como normales. La tomografía por emisión de positrones (PET, en siglas inglesas) presenta una sensibilidad del 73 % y una especificidad del 83 %.[5,6] La incapacidad de estas técnicas para obtener muestras ganglionares también limita la capacidad de identificar los ganglios mediastínicos malignos.

4   Limitaciones

Una de las limitaciones es el aprendizaje de esta técnica, que requiere conocimientos anatómicos aplicados a unos cortes ecográficos no habituales. Por la tanto, implica una curva de aprendizaje larga, que incluye una parte teórica de estudio (anatomía y ecografía específica aplicada a la ecoendoscopia con libros, DVD, vídeos) y una parte práctica, junto a un experto en un centro con un número de exploraciones anuales elevadas. En Estados Unidos se define a un ecoendoscopista con autonomía para realizar la técnica cuando ha realizado un mínimo de 200 exploraciones.

En cuanto a las complicaciones, la punción aspirativa guiada por ecoendoscopia ha demostrado ser una técnica segura. Si bien no se han realizado estudios prospectivos para determinar la tasa de complicaciones asociadas al estudio del mediastino, en varias series de casos se han descrito unas tasas inferiores al 1 %. Para disminuir el riesgo de hemorragia, se debe disponer de un hemograma con pruebas de coagulación recientes y suspender la toma de anticoagulantes orales o antiagregantes plaquetarios tipo clopidogrel o ticlopidina. Respecto al riesgo de infección, se ha descrito un caso de mediastinitis con sepsis grave después de la punción de un quiste broncogénico que posteriormente se infectó.[7] Por lo tanto, se desaconseja de entrada la punción de lesiones quísticas en el mediastino.

Bibliografía

1. Schüder G, Isringhaus H, Kubale B *et al.* Endoscopic ultrasonography of the mediastinum in the diagnosis of bronchial carcinoma. Thorac Cardiovasc Surg 1991; 39: 299-303.

2. Pedersen BH, Vilmann P, Folke K *et al.* Endoscopic ultrasonography and real-time guided fine-needle aspiration biopsy of solid lesions in the mediastinum suspected of malignancy. Chest 1996; 110: 539-44.

3. Gill KR, Walace MB. Endoscopic ultrasound and staging of non-small cell lung cancer. Minerva Med 2007; 98: 323-30.

4. De Leyn P, Lardinois D, van Schil PE *et al.* ESTS guidelines for preoperative lymph node staging for non-small cell lung cancer. Eur L Cardiothorac Surg 2007; 32: 1-8.

5. Silvestri GA, Gould MK, Margolis ML *et al.* Noninvasive staging of non-small cell lung cancer: ACCP evidence-based clinical practice guidelines. 2 ed. Chest

2007; 132(suppl 3): 178S-201S.

6. Fritscher-Ravens A, Bohuslaviz-ki KH, Brandt L *et al.* Mediastinal lymph node involvement inpotentially resectable lung cancer: comparison of CT, positron emission tomography and endoscopic ultrasonography with and without fine-needle aspiration. Chest 2003; 123: 442-51.

7. Wildi SM, Hoda RS, Fickling W *et al* Diagnosis of benign cysts of the mediatinum: the role and risks of EUS and FNA. Gastrointest Endosc 2003; 58: 362-68.

Capítulo 7

Citología *in situ*. Técnicas, rendimiento y limitaciones

ROGER LLATJÓS, ISABEL CATALÀ, NÚRIA BAIXERAS

1 Introducción

La punción-aspiración con aguja fina guiada por endo-bronco-ultrasonografía (EBUS-PAAF) es una técnica segura y rentable para el diagnóstico de lesiones torácicas; por este motivo está sustituyendo a otros métodos más invasivos utilizados hasta la fecha. El examen citológico del material obtenido mediante EBUS-PAAF es útil tanto para la caracterización de lesiones de reciente aparición como para el estadiaje de neoplasias conocidas.[1]

El rendimiento de la técnica varía en función de la localización, el tamaño y las características de la lesión abordada, siendo necesaria, en un porcentaje no despreciable de casos, la realización de varios pases para asegurar la obtención de una muestra satisfactoria.

La presencia del citopatólogo *in situ* incrementa la rentabilidad diagnóstica, agilizando el manejo de las muestras obtenidas y optimizando la correlación entre la clínica, la imagen y los hallazgos citológicos; lo que comporta una disminución del número de pases y del tiempo de duración de la prueba.

El citopatólogo realiza un examen rápido del material obtenido para valorar su representatividad y efectuar una primera aproximación diagnóstica. En caso de que la muestra sea insuficiente, no concordante con la sospecha clínica o se vayan a precisar técnicas especiales, se realizará una nueva punción.

De estudios sobre el rendimiento de la EBUS-PAAF, en el estadiaje mediastínico de la neoplasia pulmonar, se desprende que se obtiene una muestra adecuada para valoración en el 90 % de los casos con una sola punción, y en el 100 % con tres. La sensibilidad para detectar metástasis es del 69,8 %, 83,7 % y 95,3 % con uno, dos y tres pases, respectivamente.[2]

2   Técnicas

Tras la realización de la punción, el material aspirado queda contenido en el interior de la aguja y del catéter, desde donde debe ser recuperado para su procesado citológico. Buena parte de la rentabilidad diagnóstica de la prueba depende del correcto aprovechamiento de este material, por lo que la presencia *in situ* de personal experimentado, citopatólogo y/o citotecnólogo, resulta fundamental.

2.1 Extensiones

Habitualmente, se vacía el contenido de la aguja sobre varios portaobjetos, mediante introducción de aire o bien gracias a un fiador utilizado por el extremo contrario del catéter. El material así obtenido se extiende sobre el portaobjetos procurando conseguir una película fina, se deja secar al aire y se tiñe con la técnica rápida de Diff-Quik (1 minuto) (véase la figura 1); también se puede fijar en alcohol de 96° y teñir con hematoxilina. Parte de las extensiones obtenidas se fijan en alcohol de 96° para posterior

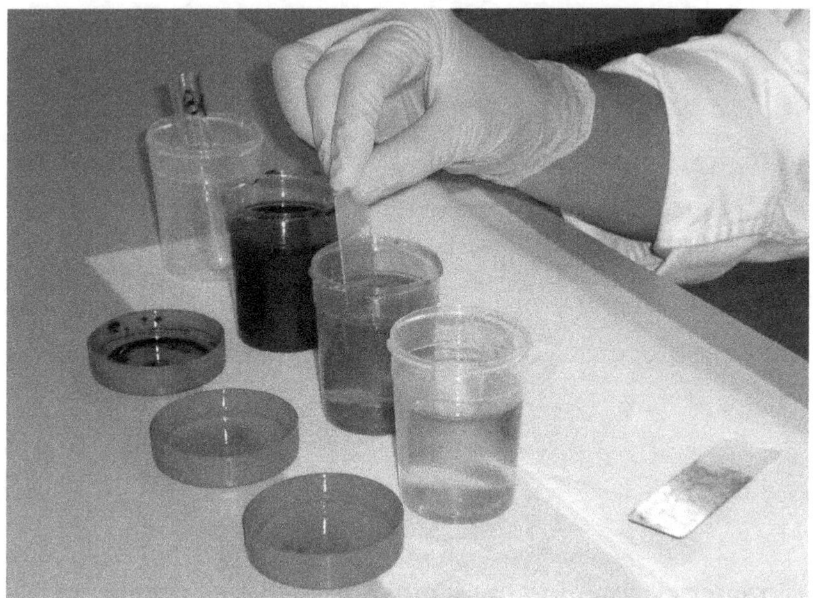

Figura 1. Batería para tinción rápida con técnica Diff-Quik.

tinción en el laboratorio, con la técnica de Papanicolaou y examen diferido.

2.2   *Lavado de aguja*

Una vez vaciado el contenido de la aguja se procede a su lavado, haciendo circular suero fisiológico por toda la longitud del catéter y recuperándolo en un tubo de ensayo. Este material se podrá procesar mediante citocentrifugado para realizar más extensiones o un bloque celular (ver apartados siguientes).

2.3   *Bloque celular*

El material hemático coagulado o incluso pequeños microfragmentos de tejido se pueden recuperar y conservar en un medio fijador (habitualmente, formol) para su posterior inclusión en parafina y confección de un bloque celular que será procesado como una minibiopsia.

2.4   *Otras*

El material obtenido mediante EBUS-PAAF puede permitir la realización de técnicas complementarias de anatomía patológica, tales como citoquímica o inmunocitoquímica sobre secciones del bloque celular o sobre extensiones obtenidas por citocentrifugado del líquido de lavado de aguja. El material del lavado de aguja puede ser procesado en los laboratorios de bioquímica, por ejemplo, para la detección de marcadores tumorales, de microbiología, para cultivo de microorganismos o puede ser remitido para inmunotipaje mediante citometría de flujo, o para estudios de citogenética y de biología molecular.

3 Diagnóstico citológico

3.1 *Lesiones tumorales pulmonares y mediastínicas de localización central*

El diagnóstico de las neoplasias malignas se basa en la identificación del componente celular con rasgos atípicos clásicos: núcleo hipercromático con alteraciones del patrón cromatínico, irregularidad de la membrana nuclear y alteración de la relación núcleo/citoplasma. Las características distintivas de cada tipo de neoplasia nos deberán permitir un diagnóstico más específico: citoplasma denso y signos de queratinización en el carcinoma escamoso, vacuolas, estructuras glandulares y nucleolo prominente en el adenocarcinoma (véase la figura 2) o células de núcleo pequeño e

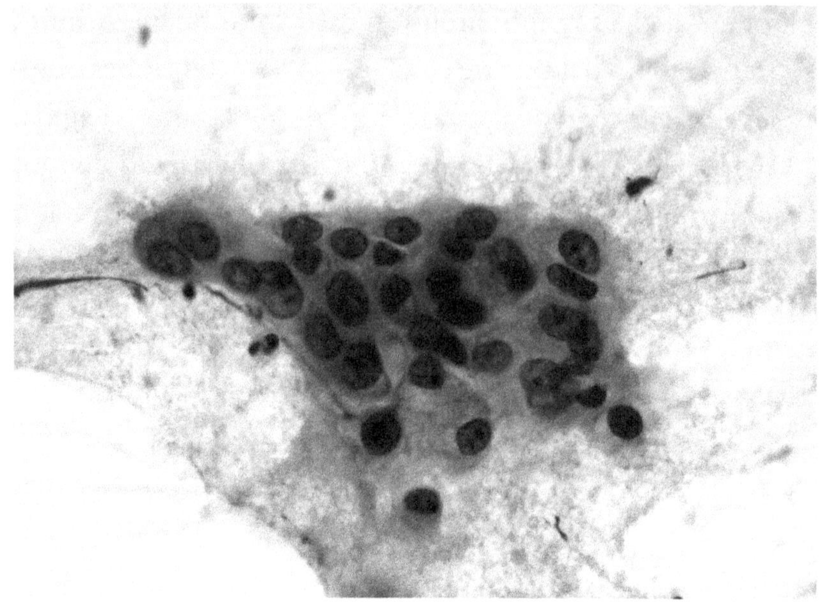

Figura 2. Adenocarcinoma (Papanicolaou x600).

irregular, con superposición y amoldamiento en los grupos, sin nucleolo y sin citoplasma, en el carcinoma de célula pequeña. La máxima dificultad se encuentra en los tumores bien diferenciados por su gran parecido con la celularidad normal del órgano de donde proceden.

La literatura recoge aún pocas series sobre la rentabilidad diagnóstica de la EBUS-PAAF en estos casos. En una de ellas, sobre 60 pacientes con sospecha de neoplasia maligna pulmonar no visible por broncoscopia, la prueba resultó diagnóstica en 46 casos (77 %) y sospechosa, no concluyente, en 4 (7 %). En 8 casos (13 %) no se obtuvo material representativo y en 2 (3 %) no se pudo llevar a cabo la PAAF por problemas técnicos relacionados con la localización, tamaño y relaciones anatómicas de la lesión.[3]

El material aspirado de las lesiones quísticas suele ser líquido, mucoide o denso, de aspecto gelatinoso, con una proporción variable de macrófagos y, en ocasiones, algunos grupos epiteliales de aspecto benigno o reactivo.

La PAAF de los tumores estromales ofrece un rendimiento diagnóstico bajo dado que en ellos predomina la matriz sobre la celularidad y las muestras suelen ser escasas. No obstante, si el material es suficiente se puede observar un patrón en grupos fusocelulares cohesivos, células sueltas y estroma que permite su correcta filiación.

3.2 *Exploración de estaciones ganglionares mediastínicas*

Una de las aplicaciones más importantes de la EBUS-PAAF es la exploración de estaciones ganglionares del mediastino para estadificación de la neoplasia pulmonar. La detección de metástasis de carcinoma en un ganglio linfático es, al mismo tiempo, una de las tareas más sencillas para el citopatólogo. El diagnóstico será de positividad si identificamos la población celular tumoral con los rasgos atípicos ya descritos, sobre un fondo habitualmente linfocitario del ganglio linfático. Las extensiones constituidas por celularidad linfoide y macrófagos, habitualmente con abundante pigmento antracótico, se considerarán negativas para malignidad (véase la figura 3). La ausencia de celularidad tumoral y/o componente linfocitario se considerará como no representativa.[4]

La detección de metástasis de neoplasias de origen no pulmonar en el mediastino sigue el mismo criterio descrito en el apartado anterior. Es importante, especialmente en los casos en que no se conoce el tumor primario, obtener mate-

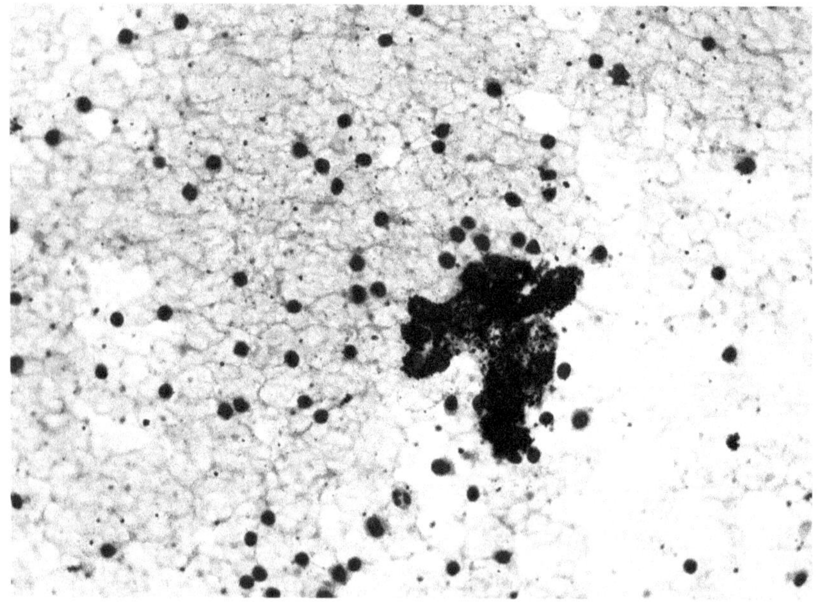

Figura 3. Linfocitos y grupo de macrófagos con pigmento antracótico, correspondientes a ganglio linfático benigno (Papanicolaou x400).

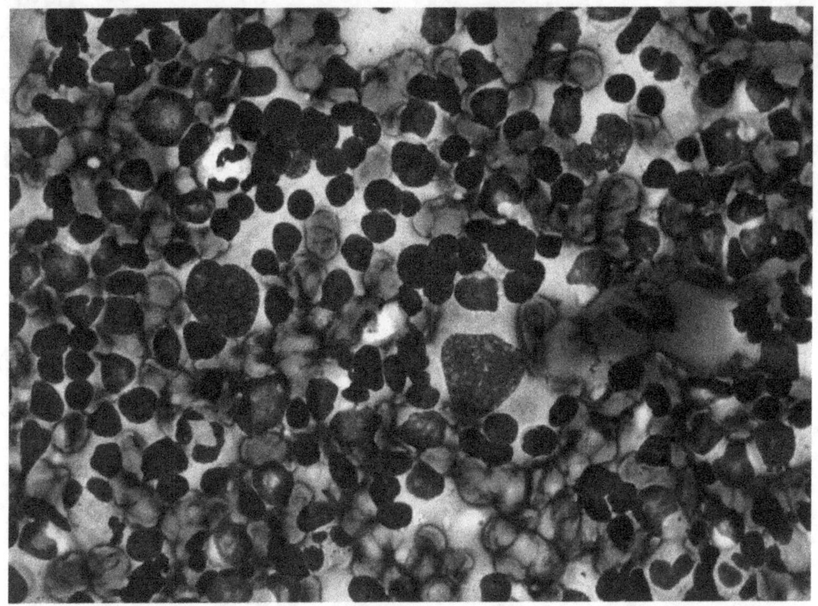

Figura 4. Linfoma de Hodgkin: células de Reed-Sternberg (Diff-Quik x600).

rial adicional sobre el que realizar técnicas complementarias de inmunocitoquímica para intentar determinar su origen.

Los ganglios del mediastino pueden albergar también procesos linfoproliferativos susceptibles de ser diagnosticados por EBUS-PAAF. Los linfomas de alto grado mostrarán extensiones monomorfas con celularidad no cohesiva, marcado pleomorfismo nuclear y nucleolos prominentes. En el linfoma de Hodgkin deberemos identificar las clásicas células de Reed-Sternberg diagnósticas, de núcleo grande, bilobulado y con dos nucleolos prominentes (véase la figura 4). En los linfomas de bajo grado se observan linfocitos pequeños con marcado monomorfismo. En los casos en los que el estudio morfológico no sea concluyente, el material obtenido se puede remitir para estudios de citología especial, inmunofenotipaje y citogenética.[5]

Los ganglios del mediastino pueden albergar, también, patologías no neoplásicas, susceptibles de ser diagnosticadas mediante citología. Tal vez el caso más evidente sea la linfadenitis granulomatosa secundaria a procesos tipo sarcoidosis (véase la figura 5) o tuberculosis. La presencia de agregados de células de hábito histiocitario, con el núcleo alargado y dispuesto en empalizada orienta al citopatólogo hacia este diagnóstico. La sensibilidad de la EBUS-PAAF

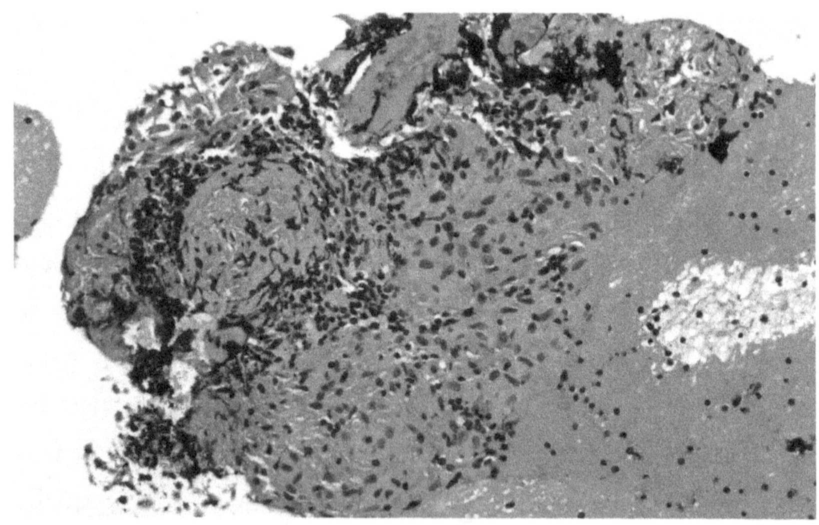

*Figura 5. Sarcoidosis: granulomas no necrotizantes
(bloque celular, hematoxilina-eosina x200).*

en el caso de la sarcoidosis, oscila entre el 85 % y el 93 %, según estudios.[6,7]

4   Limitaciones

Las dificultades de la interpretación citológica de las muestras obtenidas por EBUS-PAAF son similares a las que plantea la citología por punción-aspiración convencional. No obstante, existen algunas limitaciones asociadas específicamente a la evaluación rápida de estas muestras, situaciones en las que el criterio del citopatólogo condiciona la actitud de todo el equipo de ecobroncoscopia.

4.1   Personal cualificado

Para una correcta interpretación citológica y procesamiento del material *in situ* es imprescindible la presencia de personal cualificado, idealmente citopatólogos y citotecnólogos.[8]

4.2   Recursos técnicos limitados

El correcto aprovechamiento del material obtenido en una punción permite alcanzar diagnósticos muy específicos con la combinación de varios métodos de tinción y procesado, el análisis diferido de todo el material y la ayuda de técnicas complementarias. Sin embargo, en el momento de emitir la primera opinión diagnóstica, el citopatólogo sólo dispone de extensiones citológicas procesadas con una técnica de tinción rápida (Diff-Quik o hematoxilina).

4.3   *Contaminación por mucosa normal*

La presencia de mucosa normal arrastrada o aspirada del árbol traqueobronquial dificulta la correcta interpretación de las muestras, en especial la valoración rápida inicial.

La presencia en los extendidos de células cilíndricas sin atipia, ciliadas o caliciformes, debe interpretarse como contaminación por mucosa bronquial, y si no se observa otra celularidad, la muestra debe considerarse como no representativa.

Una gran cantidad de células contaminantes puede ocultar la celularidad procedente de la lesión cuando ésta es escasa.

A menudo, los pacientes en estudio por sospecha de neoplasia pulmonar presentan cambios reactivos o displásicos en la mucosa bronquial. Estos cambios pueden ser erróneamente interpretados como indicativos de malignidad, dando lugar a diagnósticos falsamente positivos.[9]

4.4   Casos con resultado negativo

Estudios recientes sobre el estadiaje mediastínico del cáncer de pulmón mediante EBUS-PAAF han recomendado un mínimo de tres punciones con material representativo de ganglio linfático y sin celularidad neoplásica, para poder descartar la metástasis.[2]

Para el diagnóstico de otras lesiones, sin embargo, no existe acuerdo respecto al número de pases necesario para dar por concluida una prueba en aquellos casos en los que no se obtiene material representativo o en los que el resultado no es concordante con la sospecha clínica.

Bibliografía

1. Giovanni M, Seitz JF, Monges G *et al*. Fine-needle aspiration cytology guided by endoscopic ultrasonography: Results in 141 patients. Endoscopy 1995; 27: 171-77.

2. Lee HS, Lee GK, Lee HS *et al*. Real-time Endobronchial ultrasound-guided transbronchial needle aspiration in mediastinal staging of non-small cell lung cancer. How many aspirations per target lymph node station? Chest 2008; 134(2): 368-74.

3. Tournoy KG, Rintoul RC, Van Meerbeeck *et al*: EBUS-TBNA for the diagnosis of central parenchymal lung lesions not visible at routine bronchoscopy. Lung Cancer 2008, doi:10.1016 / j.lungcan.2008.04.004.

4. Monsó E, Andreo F, Rosell A *et al*. Utilidad de la ultrasonografía endobronquial con punción-aspiración en tiempo real para la estadificación de la neoplasia broncopulmonar. Med Clin 2007; 128(13): 481-85.

5. Kennedy MP, Jiménez CA, Bruzzi JF *et al*: Endobronchial ultrasound-guided transbronchial needle aspiration in the diagnosis of lymphoma. Thorax 2008; 63: 360-65.

6. Garwood S, Judson MA, Silvestri G *et al*: Endobronchial ultrasound for the diagnosis of pulmonary sarcoidosis. Chest 2007; 132: 1298-304.

7. Oki M, Saka H, Kitagawa C *et al*. Real-time endobronchial ultrasound-guided transbronchial needle aspiration is useful for diagnosing sarcoidosis. Respirology 2007; 12: 863-68.

8. Guldhammer B, Baandrup U, Jakobsen GK *et al*. Cytopathologic diagnoses of fine-needle aspirations from endoscopic ultrasound of the mediastinum. Reproducibility of the diagnoses and representativeness of aspirates from lymph nodes. Cancer Cytopathology 2007; 111(4): 234-41.

9. Alsharif M, Andrade RS, Groth SS *et al*. Endobronchial ultrasound-guided transbronchial fine-needle aspiration. The University of Minnesota Experience, with emphasis on usefulness, adequacy assesment and diagnostic difficulties. Am J Clin Pathol 2008; 130: 434-43.

Capítulo 8

Conclusiones

ANTONI ROSELL

La broncoscopia flexible es, hoy en día, una técnica diagnóstica de rutina en los servicios de neumología de prácticamente todos los centros hospitalarios. Esta expansión se ha producido en menos de treinta años y difícilmente va a continuar. Actualmente, estamos asistiendo a una nueva etapa basada en los avances tecnológicos, representando la ecobroncoscopia el ejemplo de referencia.

La exploración ultrasonográfica y, sobre todo, el control visual directo de la punción ha conllevado un cambio significativo en la pequeña historia de la broncoscopia. La característica principal del endoscopista, en cuanto a poder alcanzar con la vista espacios interiores del organismo, queda truncada en todas aquellas técnicas que, aún ahora, debemos realizar a ciegas. Entre ellas, la punción de ganglios y masas embebidos en las estructuras mediastínicas es, seguramente, la que más respeto ha producido entre los neumólogos. Esta dificultad, a veces insalvable, queda reflejada en el grado de implantación de la punción convencional a ciegas, en las distintas encuestas realizadas en las sociedades anglosajonas, tras más de quince años de introducción en el mercado. La broncoscopia lineal, que permite el control directo de la punción, es, sin lugar a dudas, la técnica que ha superado esta dificultad. La demanda por parte de los pacientes de diagnósticos menos invasivos, la necesidad de estadificar con más exactitud el cáncer de pulmón para evitar cirugías innecesarias y la menor demora en la decisión final terapéutica, convierten a la ecobroncoscopia lineal en una técnica en auge. Sin embargo, no todas las estaciones ganglionares son accesibles con ecobroncoscopia, por lo que el trabajo conjunto con los digestólogos será imprescindible para alcanzar la exploración global del mediastino.

Otra área en la que la broncoscopia convencional no presenta un rendimiento satisfactorio es en el diagnóstico del nódulo periférico. La navegación a través del árbol bronquial hasta el nódulo se ha realizado, clásicamente, con control de fluoroscopia y casi siempre con tumores de más de 2 cm de diámetro, obteniendo diagnósticos en < 50 % de los casos. El advenimiento de la tomografía computerizada (TC) ha aportado la necesidad de diagnosticar pequeñas lesiones periféricas que se hallan casualmente o bien en estudios de *screening* de cáncer de pulmón. La ecografía radial, con el soporte de la broncoscopia virtual por extrapolación de las imágenes de la TC, o incluso combinada con la navegación electromagnética, está consolidándose como una excelente herramienta diagnóstica.

Estos avances son sólo el principio de las posibilidades que puede ofrecer la conjunción de la ecografía con la endoscopia. Nuevas aplicaciones, como el estudio de la circulación pulmonar con toma de presiones en vivo para valorar los efectos de los tratamientos moduladores de la hipertensión pulmonar, o bien la introducción de contrastes específicos, pasando por la visualización en 3D de las estructuras exploradas, no van a sufrir demora en introducirse en el abanico de prestaciones de la ultrasonografía diagnóstica.